CNI-STUFEN-3- UND DIABETES-TYP-2- KOCHBUCH

Der ultimative Leitfaden für köstliche und gesunde Rezepte – freundliche Mahlzeiten mit niedrigem Natrium- und Kaliumgehalt zur Aufrechterhaltung eines ausgeglichenen Blutzuckerspiegels für ein gesundes Leben

Lori J. Garcia

Inhaltsverzeichnis

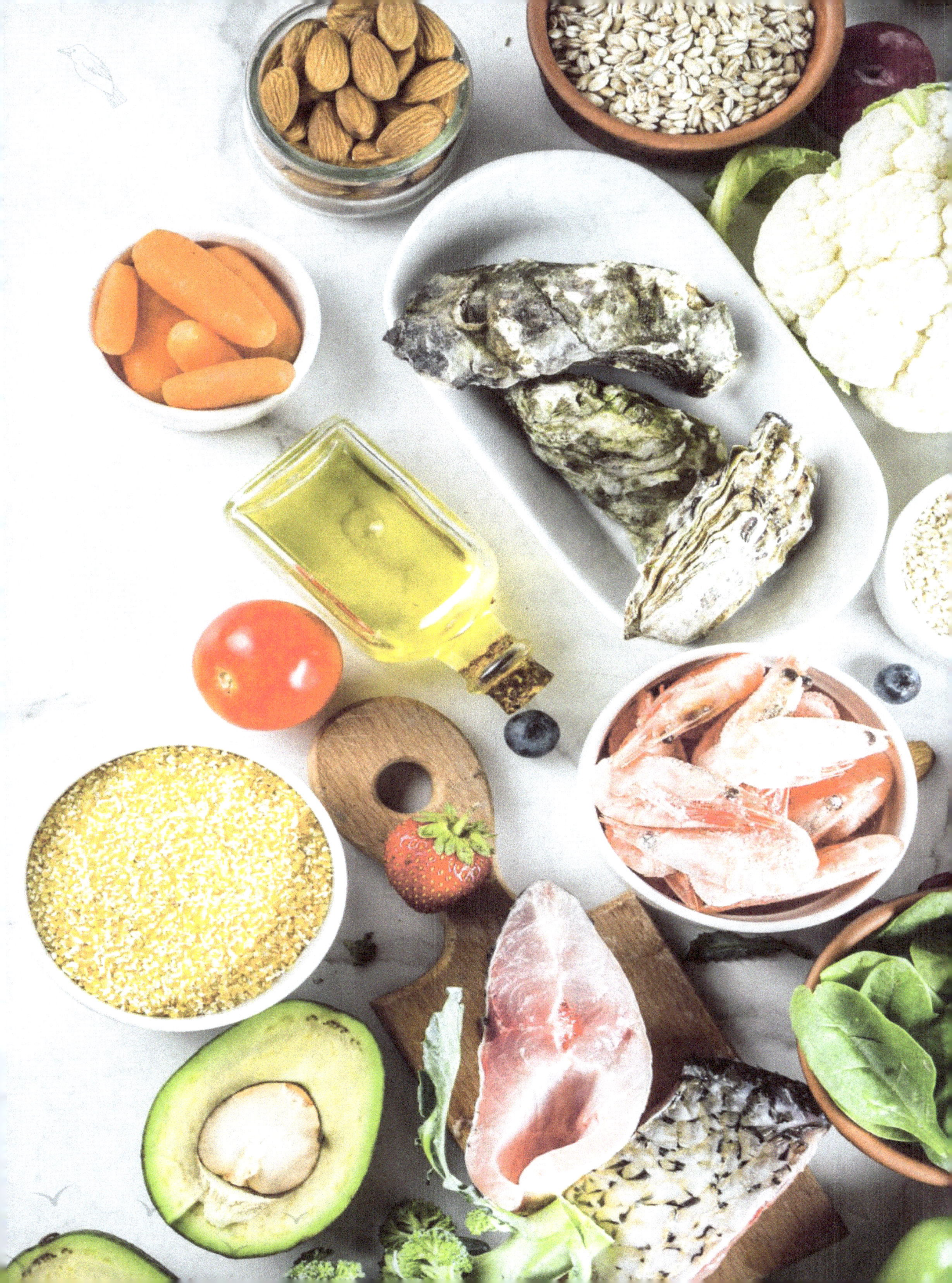

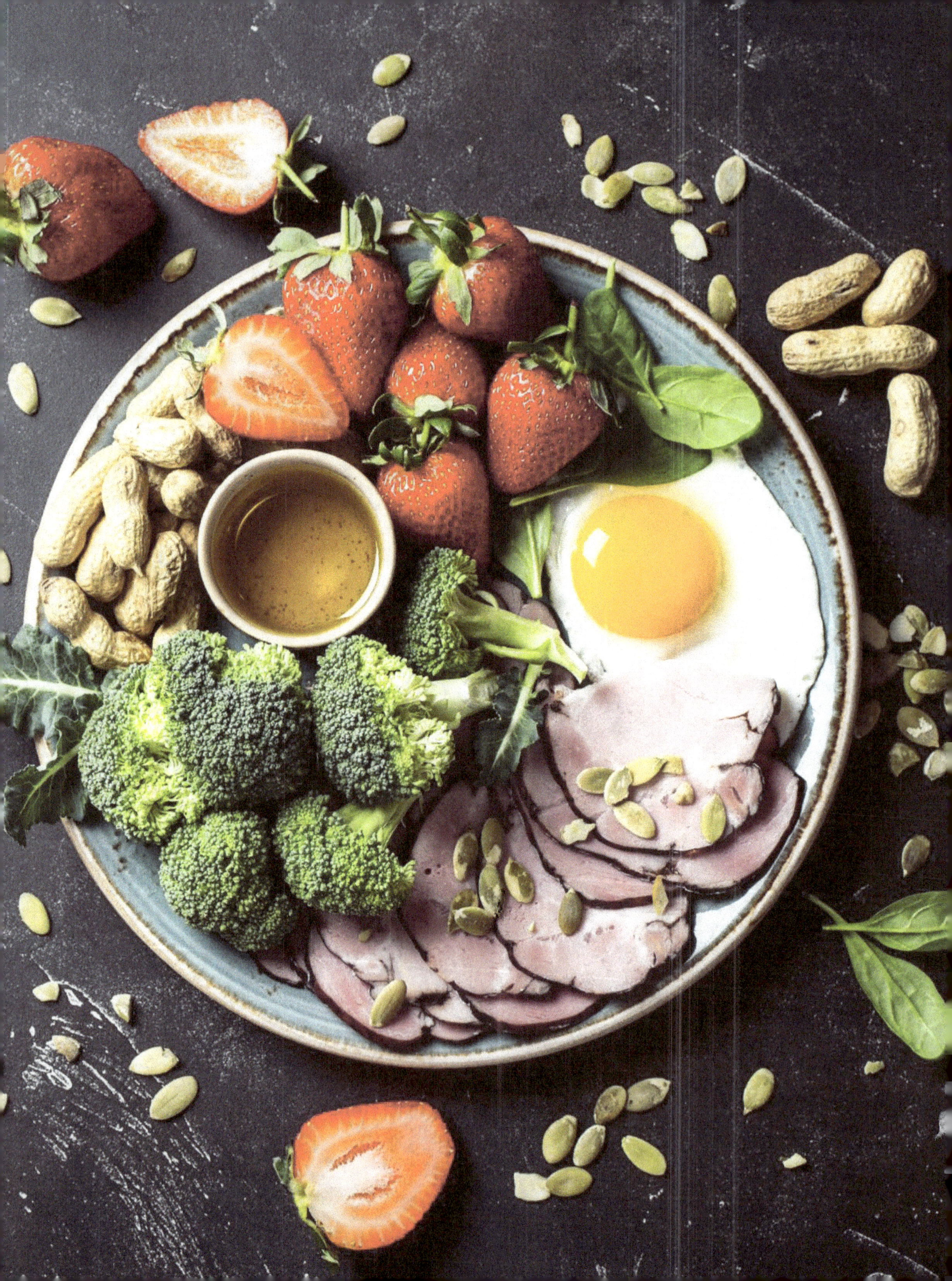

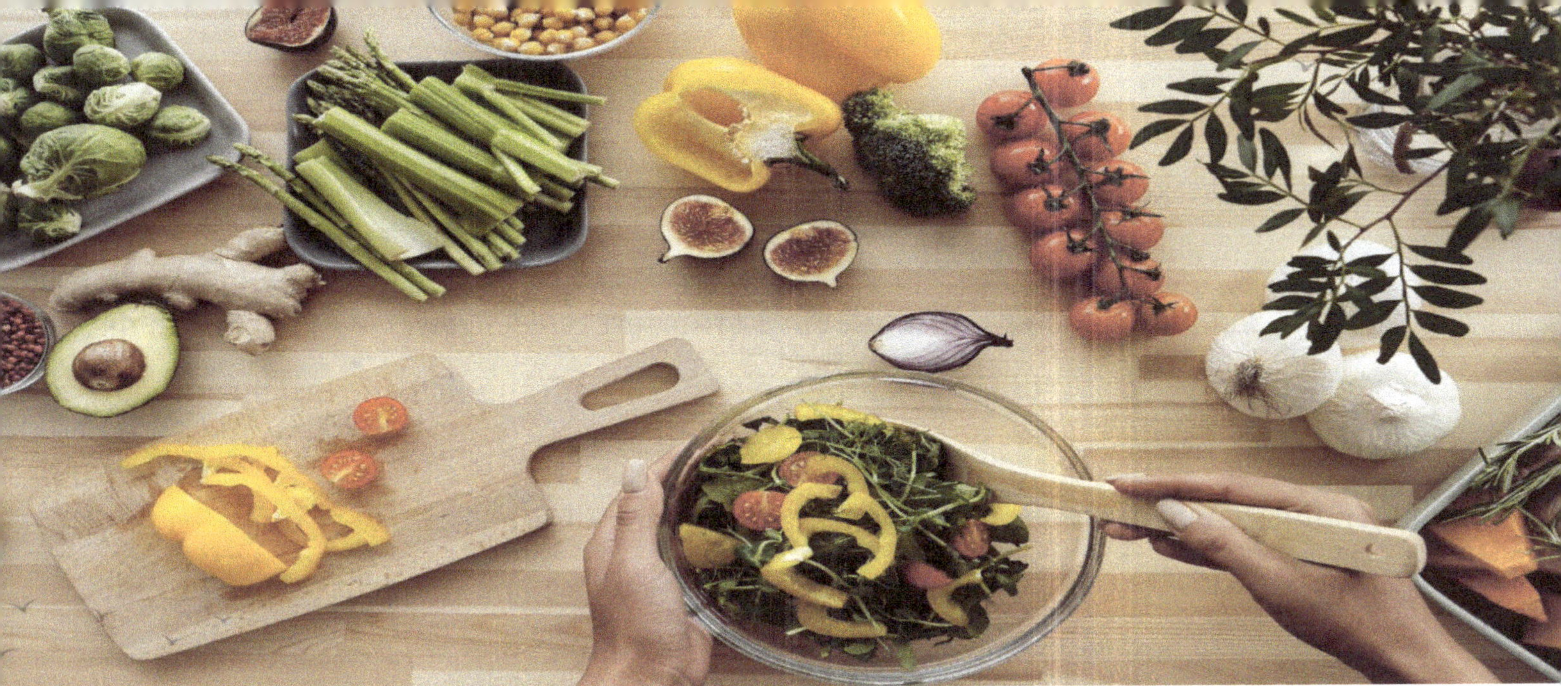

EINFÜHRUNG

CNI-Stadium 3 und Diabetes Typ 2 verstehen

Was ist CKD Stadium 3?

Eine chronische Nierenerkrankung ist eine Erkrankung, bei der Ihre Nieren im Laufe der Zeit allmählich ihre Funktionsfähigkeit verlieren. Es gibt fünf Stadien der CNE, wobei Stadium 1 das mildeste und Stadium 5 das schwerste ist. Im CKD-Stadium 3 sind Ihre Nieren mäßig beeinträchtigt, können ihre wesentlichen Funktionen jedoch noch einigermaßen erfüllen.

Im CKD-Stadium 3 haben Ihre Nieren möglicherweise eine verringerte Filtrationsrate, was bedeutet, dass sie Abfallstoffe und überschüssige Flüssigkeit weniger effizient aus Ihrem Blut entfernen. Dies kann zu einer Ansammlung von Abfallprodukten und Flüssigkeiten in Ihrem Körper führen, die unbehandelt verschiedene Symptome und Komplikationen verursachen können.

Zu den häufigen Symptomen einer CNI im Stadium 3 können Müdigkeit, Schwellungen an den Knöcheln, Füßen oder Händen, Veränderungen der Urinausscheidung oder des Aussehens sowie hoher Blutdruck gehören. Es ist jedoch wichtig zu beachten, dass bei vielen Menschen mit CKD im Frühstadium möglicherweise keine Symptome auftreten, weshalb regelmäßige Überwachung und Screening von entscheidender Bedeutung sind.

Die Behandlung von CKD im Stadium 3 erfordert typischerweise Änderungen des Lebensstils, wie z. B. die Einhaltung einer nierenfreundlichen Ernährung, die Aufrechterhaltung eines gesunden Gewichts, regelmäßige Bewegung und die Behandlung anderer zugrunde liegender Gesundheitszustände wie Diabetes und Bluthochdruck. Ihr Arzt kann Ihnen auch Medikamente verschreiben, um die Symptome zu kontrollieren und das Fortschreiten der Nierenschädigung zu verlangsamen.

Bei CKD im Stadium 3 ist eine regelmäßige Überwachung der Nierenfunktion durch Blut- und Urintests unerlässlich, um das Fortschreiten der Erkrankung zu verfolgen und die Behandlung bei Bedarf anzupassen. Es ist außerdem wichtig, eng mit Ihrem Gesundheitsteam zusammenzuarbeiten, einschließlich Ihres Hausarztes, Nephrologen (Nierenspezialisten) und Ernährungsberaters, um einen personalisierten Behandlungsplan zu entwickeln, der Ihren spezifischen Bedürfnissen entspricht und Ihnen dabei hilft, die bestmögliche Nierengesundheit aufrechtzuerhalten.

Was ist Diabetes Typ 2?

Typ-2-Diabetes ist eine chronische Erkrankung, die die Art und Weise beeinflusst, wie Ihr Körper Blutzucker (Glukose) verarbeitet. Glukose ist eine wichtige Energiequelle für Ihre Zellen. Wenn Sie jedoch an Typ-2-Diabetes leiden, wird Ihr Körper resistent gegen die Wirkung von Insulin, einem Hormon, das bei der Regulierung des Blutzuckerspiegels hilft. Dadurch sammelt sich Glukose in Ihrem Blutkreislauf an, anstatt von Ihren Zellen zur Energiegewinnung genutzt zu werden.

Es gibt mehrere Faktoren, die zur Entwicklung von Typ-2-Diabetes beitragen können, darunter Genetik, Lebensstil und zugrunde liegende Gesundheitszustände. Zu den Risikofaktoren für Typ-2-Diabetes gehören Übergewicht oder Fettleibigkeit, eine sitzende Lebensweise, Diabetes in der Familienanamnese und ein Alter über 45 Jahren.

Häufige Symptome von Typ-2-Diabetes können erhöhter Durst, häufiges Wasserlassen, unerklärlicher Gewichtsverlust, Müdigkeit, verschwommenes Sehen und langsame Wundheilung sein. Bei vielen Menschen mit Typ-2-Diabetes treten jedoch im Frühstadium möglicherweise keine Symptome auf, weshalb regelmäßige Vorsorgeuntersuchungen und Überwachung wichtig sind.

Die Behandlung von Typ-2-Diabetes erfordert in der Regel eine Änderung des Lebensstils, um die Blutzuckerkontrolle zu verbessern. Dazu können eine gesunde Ernährung mit wenig raffiniertem Zucker und Kohlenhydraten, regelmäßige körperliche Aktivität, die Aufrechterhaltung eines gesunden Gewichts und die regelmäßige Überwachung des Blutzuckerspiegels gehören.

In einigen Fällen können Medikamente verschrieben werden, um den Blutzuckerspiegel zu senken und das Risiko von Komplikationen zu verringern. Diese Medikamente können je nach Ihren individuellen Bedürfnissen orale Medikamente, injizierbare Medikamente oder eine Insulintherapie umfassen.

Es ist wichtig, eng mit Ihrem Gesundheitsteam, einschließlich Ihres Hausarztes und Endokrinologen (Diabetesspezialisten), zusammenzuarbeiten, um einen personalisierten Behandlungsplan zu entwickeln, der auf Ihre spezifischen Bedürfnisse zugeschnitten ist und Ihnen dabei hilft, Ihren Diabetes effektiv zu bewältigen. Mit der richtigen Behandlung und einer Änderung des Lebensstils können viele Menschen mit Typ-2-Diabetes ein gesundes, aktives Leben führen und das Risiko von mit der Erkrankung verbundenen Komplikationen verringern.

Der Zusammenhang zwischen CNI-Stadium 3 und Diabetes Typ 2

- ***Diabetes als Ursache von CKD:*** Typ-2-Diabetes ist eine der Hauptursachen für CKD. Ein hoher Blutzuckerspiegel kann die winzigen Blutgefäße in den Nieren schädigen und ihre Fähigkeit beeinträchtigen, Abfallprodukte aus dem Blut zu filtern. Im Laufe der Zeit kann sich dieser Schaden zu einer chronischen Nierenerkrankung entwickeln.

- ***CKD als Komplikation von Diabetes:*** CKD ist eine häufige Komplikation von Typ-2-Diabetes. Im Laufe der Zeit kann unkontrollierter Diabetes zu Nierenschäden und CNE führen. Dies unterstreicht die Bedeutung einer wirksamen Kontrolle des Blutzuckerspiegels, um das Risiko von Nierenkomplikationen zu verringern.

- ***Gemeinsame Risikofaktoren:*** Sowohl CKD als auch Typ-2-Diabetes haben gemeinsame Risikofaktoren wie Fettleibigkeit, Bluthochdruck und eine sitzende Lebensweise. Die Bewältigung dieser Risikofaktoren durch Änderungen des Lebensstils, wie z. B. die Aufrechterhaltung eines gesunden Gewichts, regelmäßige Bewegung und eine ausgewogene Ernährung, kann dazu beitragen, das Risiko beider Erkrankungen zu verringern.

- ***Managementstrategien:*** Die Behandlung von CKD-Stadium 3 und Typ-2-Diabetes erfordert häufig ähnliche Strategien, wie z. B. die Kontrolle des Blutzuckerspiegels, die Kontrolle des Blutdrucks, die Einhaltung einer nierenfreundlichen Ernährung und die Einnahme der verschriebenen Medikamente. Es ist wichtig, eng mit Ihrem Gesundheitsteam zusammenzuarbeiten, um einen individuellen Behandlungsplan zu entwickeln, der beide Erkrankungen effektiv behandelt.

Umgang mit beiden Erkrankungen: Bedeutung der Ernährung

- ***Kontrollieren Sie die Kohlenhydrataufnahme:*** Kohlenhydrate wirken sich direkt auf den Blutzuckerspiegel aus. Daher ist es wichtig, Ihre Kohlenhydrataufnahme sorgfältig zu überwachen, insbesondere wenn Sie an Diabetes leiden. Wählen Sie komplexe Kohlenhydrate mit hohem Ballaststoffgehalt wie Vollkornprodukte, Hülsenfrüchte, Obst und Gemüse. Diese Nahrungsmittel werden langsamer verdaut, was zu einem allmählichen Anstieg des Blutzuckerspiegels führt. Beschränken Sie den Verzehr einfacher Kohlenhydrate wie zuckerhaltige Snacks und raffiniertes Getreide, da diese zu einem Anstieg des Blutzuckerspiegels führen können.

- ***Überwachen Sie die Proteinaufnahme:*** Protein ist wichtig für den Erhalt der Muskelmasse und die allgemeine Gesundheit, aber eine übermäßige Proteinaufnahme kann die Nieren belasten, insbesondere wenn Sie an einer chronischen Nierenerkrankung leiden. Streben Sie nach einer moderaten Menge hochwertiger Proteinquellen wie magerem Fleisch, Geflügel, Fisch, Eiern, Milchprodukten, Tofu und Hülsenfrüchten. Arbeiten Sie mit einem Ernährungsberater zusammen, um die richtige Proteinmenge für Ihre individuellen Bedürfnisse zu bestimmen.

- ***Begrenzen Sie die Natriumaufnahme:*** Eine hohe Natriumaufnahme kann zu hohem Blutdruck und Flüssigkeitsansammlungen führen, was sowohl CNI als auch Diabetes verschlimmern kann. Begrenzen Sie Ihre Natriumaufnahme, indem Sie frische, vollwertige Lebensmittel wählen und verarbeitete und verpackte Lebensmittel meiden, die oft viel Natrium enthalten. Verwenden Sie zum Würzen Ihrer Mahlzeiten Kräuter, Gewürze und andere Aromen anstelle von Salz.

- ***Wählen Sie nierenfreundliche Lebensmittel:*** Bestimmte Lebensmittel wirken sich besonders positiv auf die Nierengesundheit aus. Dazu gehören Lebensmittel, die reich an Antioxidantien sind, wie Beeren, Kirschen, rote Paprika und Kohl. Omega-3-Fettsäuren, die in fettem Fisch wie Lachs und Makrele enthalten sind, können ebenfalls dazu beitragen, Entzündungen zu reduzieren und die Nierenfunktion zu schützen. Darüber hinaus sind Lebensmittel mit niedrigem Kalium- und Phosphorgehalt wie Äpfel, Weintrauben, Blumenkohl und grüne Bohnen eine geeignete Wahl für Menschen mit chronischer Nierenerkrankung.

- ***Überwachen Sie die Flüssigkeitsaufnahme:*** Wenn Sie an einer chronischen Nierenerkrankung leiden, kann es sein, dass Ihre Nieren Schwierigkeiten haben, den Flüssigkeitshaushalt zu regulieren, was zu Flüssigkeitsansammlungen und Schwellungen führt. Eine Einschränkung der Flüssigkeitsaufnahme kann erforderlich sein, insbesondere wenn bei Ihnen Symptome einer Flüssigkeitsüberladung auftreten. Achten Sie auf Ihre Flüssigkeitsaufnahme, einschließlich Getränken und Lebensmitteln mit hohem Wassergehalt, und wenden Sie sich an Ihren Arzt oder Ernährungsberater, um individuelle Empfehlungen zu erhalten.

- ***Üben Sie die Portionskontrolle:*** Die Kontrolle der Portionsgrößen ist für die Kontrolle des Blutzuckerspiegels und der Nierengesundheit von entscheidender Bedeutung. Das Essen kleinerer, häufigerer Mahlzeiten über den Tag verteilt kann dazu beitragen, Blutzuckerspitzen vorzubeugen und die Belastung Ihrer Nieren zu verringern. Verwenden Sie Messbecher, Löffel und Lebensmittelwaagen, um Ihre Mahlzeiten und Snacks genau zu portionieren.

- ***Bleiben Sie mit gesunden Getränken ausreichend hydriert:*** Wasser ist das beste Getränk, um ausreichend Flüssigkeit zu sich zu nehmen. Wenn Sie jedoch an chronischer Nierenerkrankung leiden und unter Flüssigkeitsansammlungen leiden, müssen Sie möglicherweise Ihre Flüssigkeitsaufnahme begrenzen. Entscheiden Sie sich für ungesüßte Getränke wie Kräutertee, Infused Water und zuckerfreie Getränke. Begrenzen oder vermeiden Sie zuckerhaltige Getränke und

Alkohol, da diese zu einem hohen Blutzuckerspiegel und Dehydrierung führen können.

- ***Arbeiten Sie mit einem Ernährungsberater zusammen:*** Die Behandlung von CKD-Stadium 3 und Typ-2-Diabetes erfordert einen personalisierten Ansatz für Diät und Ernährung. Ein registrierter Ernährungsberater, der auf Nierengesundheit und Diabetesmanagement spezialisiert ist, kann Ihnen bei der Entwicklung eines individuellen Ernährungsplans helfen, der auf Ihre individuellen Bedürfnisse und Vorlieben zugeschnitten ist. Sie können Ihnen Ratschläge zu Portionsgrößen, Lesbensmittelauswahl und Essenszeiten geben, damit Sie Ihre Gesundheitsziele erreichen können.

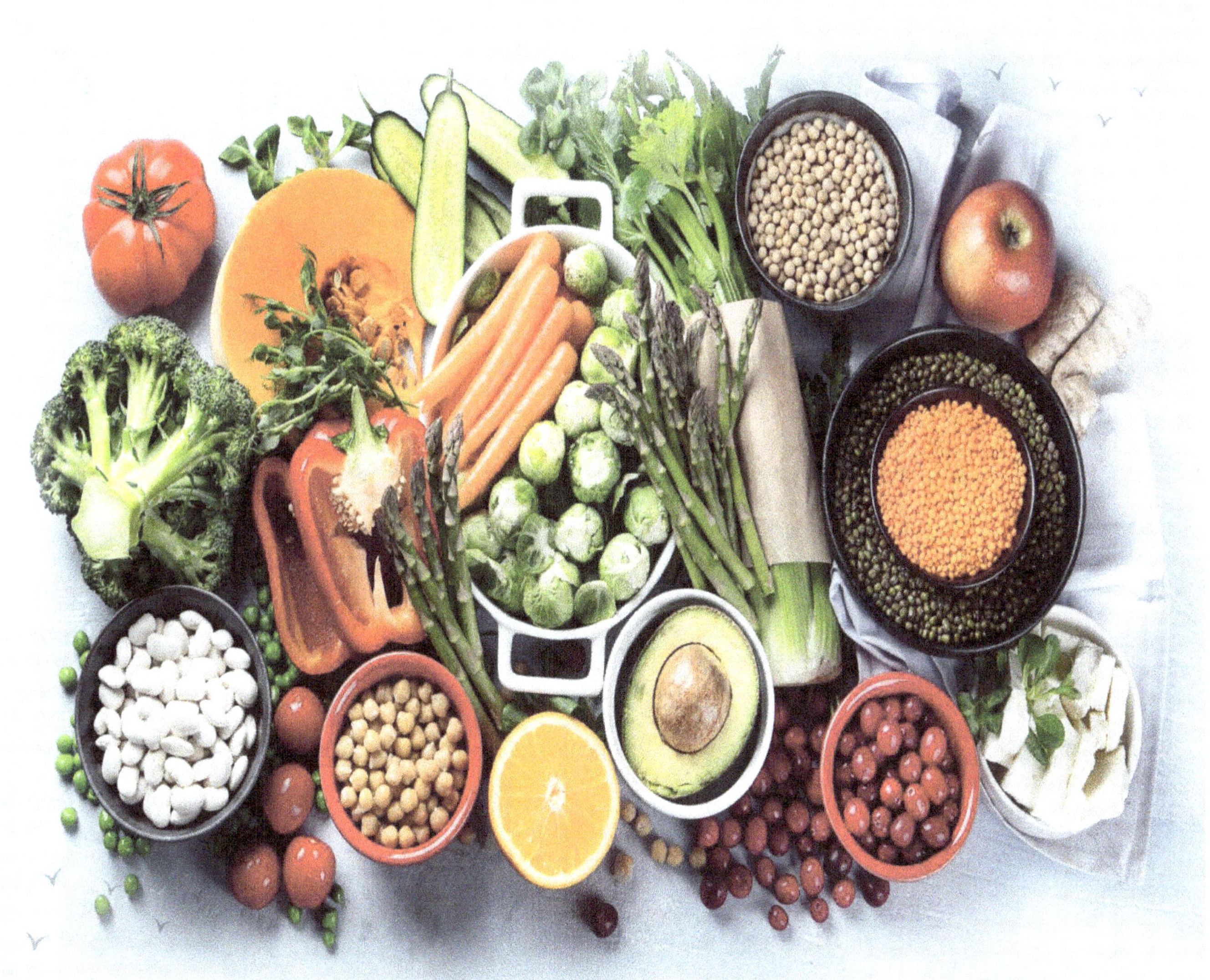

Tag	Frühstück	Mittagessen	Snack	Abendessen
Tag 1	Niedrig glykämisches Frühstück Option 1 (Kcal: 350)	Salat mit gegrillter Hähnchenbrust (Kcal: 400)	Gemüsesticks mit Joghurt-Dip (Kcal: 120)	Zuckerfrei gebackener Lachs mit gedünstetem Gemüse (Kcal: 400)
Tag 2	Proteinreiche Frühstücksvariante 1 (Kcal: 400)	Linsensuppe mit Vollkornbrot (Kcal: 350)	Zuckerfreies griechisches Joghurtparfait (Kcal: 180)	Gebratener Tofu mit gemischtem Gemüse (Kcal: 350)
Tag 3	Niedrig glykämisches Frühstück Option 2 (Kcal: 300)	Quinoa-Salat mit Kichererbsen und Feta-Käse (Kcal: 350)	Zuckerfreier Chia-Samen-Pudding (Kcal: 250)	Gebackene Hähnchenbrust mit gerösteten Süßkartoffeln (Kcal: 400)

Tag	Frühstück	Mittagessen	Snack	Abendessen
Tag 4	Proteinreiche Frühstücksvariante 2 (Kcal: 400)	Truthahn-Wrap nach griechischer Art mit Vollkorn-Tortilla (Kcal: 350)	Energy Bites mit Mandeln und Datteln (Kcal: 150)	Auberginen-Kichererbsen-Tajine (Kcal: 300)
Tag 5	Niedrig glykämisches Frühstück Option 3 (Kcal: 350)	Mediterraner Quinoa-Salat (Kcal: 320)	Zuckerfreies Beeren-Joghurt-Parfait (Kcal: 180)	Zuckerfreies Kokos-Mango-Eis am Stiel (Kcal: 120)
Tag 6	Proteinreiche Frühstücksvariante 3 (Kcal: 400)	Linsen-Gemüse-Curry (Kcal: 350)	Zuckerfreier Erdnussbutter-Schokoladen-Chia-Pudding (Kcal: 250)	Gegrillter Lachs mit Spargel und Quinoa (Kcal: 400)

Tag	Frühstück	Mittagessen	Snack	Abendessen
Tag 7	Option 4 für ein Frühstück mit niedrigem glykämischen Index (Kcal: 300)	Quinoa-Bowl mit geröstetem Gemüse (Kcal: 380)	Zuckerfreie Bratäpfel (Kcal: 150)	Tofu und Gemüsepfanne (Kcal: 320)
Tag 8	Proteinreiche Frühstücksvariante 4 (Kcal: 400)	Griechischer Joghurt-Hühnersalat-Wrap (Kcal: 350)	Zuckerfreies Kokos-Mango-Eis am Stiel (Kcal: 120)	Zuckerfreies Beeren-Joghurt-Parfait (Kcal: 180)
Tag 9	Option 5 für ein Frühstück mit niedrigem glykämischen Index (Kcal: 350)	Mediterraner Kichererbsensalat (Kcal: 320)	Zuckerfrei gebackene Birnen mit Zimt (Kcal: 120)	Gebackener Tilapia mit Quinoa-Pilaw (Kcal: 380)

Tag	Frühstück	Mittagessen	Snack	Abendessen
Tag 10	Proteinreiche Frühstücksvariante 5 (Kcal: 400)	Truthahn-Avocado-Wrap mit Beilagensalat (Kcal: 350)	Zuckerfreier Mandelbutter-Schokoladen-Chia-Pudding (Kcal: 250)	Gemüse-Bohnen-Chili mit Vollkornbrot (Kcal: 350)
Tag 11	Niedrig glykämisches Frühstück Option 1 (Kcal: 350)	Chicken Caesar Salad mit zuckerfreiem Dressing (Kcal: 380)	Zuckerfreier Chia-Samen-Pudding (Kcal: 250)	Gegrillte Garnelenspieße mit Quinoa-Salat (Kcal: 400)
Tag 12	Proteinreiche Frühstücksvariante 1 (Kcal: 400)	Linsensuppe mit Vollkornbrot (Kcal: 350)	Zuckerfreies griechisches Joghurtparfait (Kcal: 180)	Gebackene Hähnchenschenkel mit geröstetem Gemüse (Kcal: 400)

Tag	Frühstück	Mittagessen	Snack	Abendessen
Tag 13	Niedrig glykämisches Frühstück Option 2 (Kcal: 300)	Quinoa-Salat mit Kichererbsen und Feta-Käse (Kcal: 350)	Zuckerfreie Mandel-Dattel-Energiehäppchen (Kcal: 150)	Auberginen-Zucchini-Lasagne (Kcal: 350)
Tag 14	Proteinreiche Frühstücksvariante 2 (Kcal: 400)	Truthahn-Wrap nach griechischer Art mit Vollkorn-Tortilla (Kcal: 350)	Zuckerfreies Beeren-Joghurt-Parfait (Kcal: 180)	Gebackener Kabeljau mit Zitronen-Kräuter-Quinoa (Kcal: 380)
Tag 15	Niedrig glykämisches Frühstück Option 3 (Kcal: 350)	Mediterraner Quinoa-Salat (Kcal: 320)	Zuckerfreie Bratäpfel (Kcal: 150)	Gebratener Tofu mit Brokkoli und braunem Reis (Kcal: 350)

Tag	Frühstück	Mittagessen	Snack	Abendessen
Tag 16	Proteinreiche Frühstücksvariante 3 (Kcal: 400)	Linsen-Gemüse-Curry (Kcal: 350)	Zuckerfreier Erdnussbutter-Schokoladen-Chia-Pudding (Kcal: 250)	Gegrillte Hähnchenbrust mit Blumenkohlpüree (Kcal: 400)
Tag 17	Option 4 für ein Frühstück mit niedrigem glykämischen Index (Kcal: 300)	Quinoa-Bowl mit geröstetem Gemüse (Kcal: 380)	Zuckerfreies Kokos-Mango-Eis am Stiel (Kcal: 120)	Gebackene Putenfleischbällchen mit Zucchininudeln (Kcal: 350)
Tag 18	Proteinreiche Frühstücksvariante 4 (Kcal: 400)	Griechischer Joghurt-Hühnersalat-Wrap (Kcal: 350)	Zuckerfrei gebackene Birnen mit Zimt (Kcal: 120)	Gemüsepfanne mit Garnelen und braunem Reis (Kcal: 380)

Tag	Frühstück	Mittagessen	Snack	Abendessen
Tag 19	Option 5 für ein Frühstück mit niedrigem glykämischen Index (Kcal: 350)	Mediterraner Kichererbsensalat (Kcal: 320)	Zuckerfreier Mandelbutter-Schokoladen-Chia-Pudding (Kcal: 250)	Gebackener Lachs mit Spinatsalat (Kcal: 400)
Tag 20	Proteinreiche Frühstücksvariante 5 (Kcal: 400)	Truthahn-Avocado-Wrap mit Beilagensalat (Kcal: 350)	Zuckerfreies Beeren-Joghurt-Parfait (Kcal: 180)	Gegrillte Gemüsespieße mit Quinoa-Pilaw (Kcal: 350)
Tag 21	Niedrig glykämisches Frühstück Option 1 (Kcal: 350)	Chicken Caesar Salad mit zuckerfreiem Dressing (Kcal: 380)	Zuckerfreier Chia-Samen-Pudding (Kcal: 250)	Gegrillte Garnelenspieße mit Quinoa-Salat (Kcal: 400)

Tag	Frühstück	Mittagessen	Snack	Abendessen
Tag 22	Proteinreiche Frühstücksvariante 1 (Kcal: 400)	Linsensuppe mit Vollkornbrot (Kcal: 350)	Zuckerfreies griechisches Joghurtparfait (Kcal: 180)	Gebackene Hähnchenschenkel mit geröstetem Gemüse (Kcal: 400)
Tag 23	Niedrig glykämisches Frühstück Option 2 (Kcal: 300)	Quinoa-Salat mit Kichererbsen und Feta-Käse (Kcal: 350)	Zuckerfreie Mandel-Dattel-Energiehäppchen (Kcal: 150)	Auberginen-Zucchini-Lasagne (Kcal: 350)
Tag 24	Proteinreiche Frühstücksvariante 2 (Kcal: 400)	Truthahn-Wrap nach griechischer Art mit Vollkorn-Tortilla (Kcal: 350)	Zuckerfreies Beeren-Joghurt-Parfait (Kcal: 180)	Gebackener Kabeljau mit Zitronen-Kräuter-Quinoa (Kcal: 380)

Tag	Frühstück	Mittagessen	Snack	Abendessen
Tag 25	Niedrig glykämisches Frühstück Option 3 (Kcal: 350)	Mediterraner Quinoa-Salat (Kcal: 320)	Zuckerfreie Brataäpfel (Kcal: 150)	Gebratener Tofu mit Brokkoli un braunem Reis (Kcal: 350)
Tag 26	Proteinreiche Frühstücksvariante 3 (Kcal: 400)	Linsen-Gemüse-Curry (Kcal: 350)	Zuckerfreier Erdnussbutter-Schokoladen-Chia-Pudding (Kcal: 250)	Gegrillte Hähnchenbrust mit Blumenkohlpüree (Kcal: 400)
Tag 27	Frühstücksoption 4 mit niedrigem glykämischen Index (Kcal: 300)	Quinoa-Bowl mit geröstetem Gemüse (Kcal: 380)	Zuckerfreies Kokos-Mango-Eis am Stiel (Kcal: 120)	Gebackene Putenfleischbällchen mit Zucchininudeln (Kcal: 350)

Tag	Frühstück	Mittagessen	Snack	Abendessen
Tag 28	Proteinreiche Frühstücksvariante 4 (Kcal: 400)	Griechischer Joghurt-Hühnersalat-Wrap (Kcal: 350)	Zuckerfrei gebackene Birnen mit Zimt (Kcal: 120)	Gemüsepfanne mit Garnelen und braunem Reis (Kcal: 380)
Tag 29	Option 5 für ein Frühstück mit niedrigem glykämischen Index (Kcal: 350)	Mediterraner Kichererbsensalat (Kcal: 320)	Zuckerfreier Mandelbutter-Schokoladen-Chia-Pudding (Kcal: 250)	Gebackener Lachs mit Spinatsalat (Kcal: 400)
Tag 30	Proteinreiche Frühstücksvariante 5 (Kcal: 400)	Truthahn-Avocado-Wrap mit Beilagensalat (Kcal: 350)	Zuckerfreies Beeren-Joghurt-Parfait (Kcal: 180)	Gegrillte Gemüsespieße mit Quinoa-Pilaw (Kcal: 350)

FRÜHSTÜCKSOPTIONEN MIT NIEDRIGEM GLYKÄMISCHEN INDEX

Frühstücksschüssel mit Avocado und Ei

Portion für 1 Person. Zubereitungszeit: 10 Minuten

Kalorien: 350 kcal Kohlenhydrate: 15 Gramm Ballaststoffe: 8 Gramm Protein: 15 Gramm Gesundes Fett: 25 Gramm

Zutaten:

- 1 reife Avocado
- 1 großes Ei
- 1 kleine Tomate, gewürfelt
- 1 Esslöffel gehackter frischer Koriander
- Salz und Pfeffer nach Geschmack

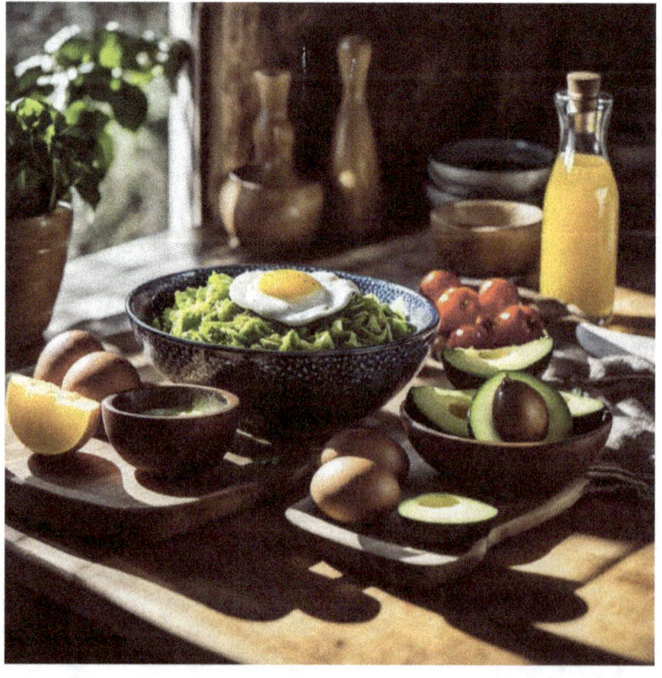

Anweisungen:

1. Die Avocado halbieren und den Kern entfernen. Aus jeder Hälfte etwas Fruchtfleisch herausschneiden, um Platz für das Ei zu schaffen.
2. Eine beschichtete Pfanne bei mittlerer Hitze erhitzen und mit Kochspray einsprühen.
3. Legen Sie die Avocadohälften mit der Vorderseite nach unten in die Pfanne und schlagen Sie in jede Hälfte ein Ei.
4. Etwa 3-4 Minuten kochen, bis das Eiweiß fest ist, das Eigelb aber noch flüssig ist.
5. In der Zwischenzeit die Tomatenwürfel und den gehackten Koriander in einer kleinen Schüssel vermischen und mit Salz und Pfeffer würzen.

6. Nehmen Sie die Avocado- und Eihälften vorsichtig aus der Pfanne und legen Sie sie auf einen Teller.

7. Jede Avocadohälfte mit der Tomaten-Koriander-Mischung belegen.

Griechisches Joghurtparfait mit Beeren

Portion für 1 Person. Zubereitungszeit: 5 Minuten

Kalorien: 250 kcal Kohlenhydrate: 25 Gramm Ballaststoffe: 6 Gramm Protein: 18 Gramm Gesundes Fett: 8 Gramm

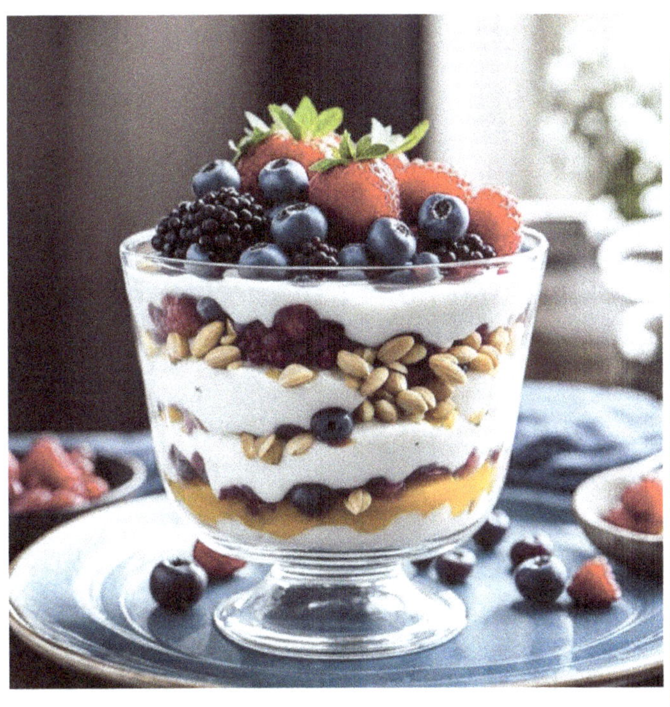

Zutaten:

- 1/2 Tasse griechischer Naturjoghurt
- 1/4 Tasse gemischte Beeren (wie Erdbeeren, Blaubeeren und Himbeeren)
- 2 Esslöffel gehackte Nüsse (z. B. Mandeln oder Walnüsse)
- 1 Teelöffel Honig oder Ahornsirup (optional)
- 1/4 Teelöffel Zimt (optional)

Anweisungen:

1. In einer kleinen Schüssel oder einem Glas den griechischen Joghurt, die gemischten Beeren und die gehackten Nüsse schichten.

2. Nach Belieben mit Honig oder Ahornsirup beträufeln und für zusätzlichen Geschmack mit Zimt bestreuen.

3. Sofort servieren und diese nahrhafte und köstliche Frühstücksoption genießen!

Spinat-Pilz-Omelett

Portion für 1 Person. Zubereitungszeit: 15 Minuten

Kalorien: 300 kcal Kohlenhydrate: 10 Gramm Ballaststoffe: 3 Gramm Protein: 20 Gramm Gesundes Fett: 20 Gramm

Zutaten:

- 2 große Eier
- 1 Tasse frischer Spinat, gehackt
- 1/2 Tasse geschnittene Pilze
- 1/4 Tasse gewürfelte Zwiebeln
- 1 Knoblauchzehe, gehackt
- 1 Esslöffel Olivenöl
- Salz und Pfeffer nach Geschmack

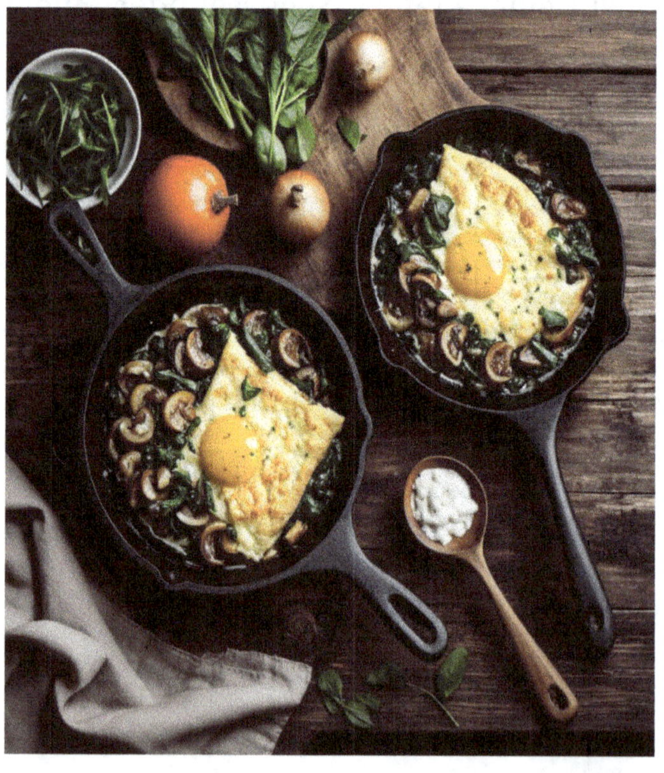

Anweisungen:

1. Olivenöl in einer beschichteten Pfanne bei mittlerer Hitze erhitzen.
2. Zwiebeln und Knoblauch hinzufügen und ca. 2 Minuten anbraten, bis es duftet.
3. Pilze und Spinat in die Pfanne geben und ca. 3-4 Minuten kochen, bis der Spinat zusammenfällt und die Pilze zart sind.
4. In einer Schüssel die Eier verquirlen und mit Salz und Pfeffer würzen.
5. Gießen Sie die geschlagenen Eier in die Pfanne und schwenken Sie sie, um das Gemüse gleichmäßig zu verteilen.
6. Kochen, bis die Ränder fest werden, dann die Ränder vorsichtig mit einem Spatel anheben, damit die ungekochten Eier darunter fließen können.

7. Sobald das Omelett größtenteils fest ist, falten Sie es in zwei Hälften und kochen Sie es weitere 1–2 Minuten, bis die Eier gar sind.

Chia-Samen Pudding

Portion für 1 Person Zubereitungszeit: 5 Minuten (plus Abkühlzeit)

Kalorien: 280 kcal Kohlenhydrate: 20 Gramm Ballaststoffe: 12 Gramm Protein: 10 Gramm Gesundes Fett: 15 Gramm

.

Zutaten:

- 2 Esslöffel Chiasamen
- 1/2 Tasse ungesüßte Mandelmilch (oder eine beliebige Milch Ihrer Wahl)
- 1/2 Teelöffel Vanilleextrakt
- 1/4 Tasse frische Beeren (wie Himbeeren, Brombeeren oder Erdbeeren)
- 1 Esslöffel gehackte Nüsse (z. B. Mandeln oder Walnüsse)
- 1 Teelöffel Honig oder Ahornsirup (optional)

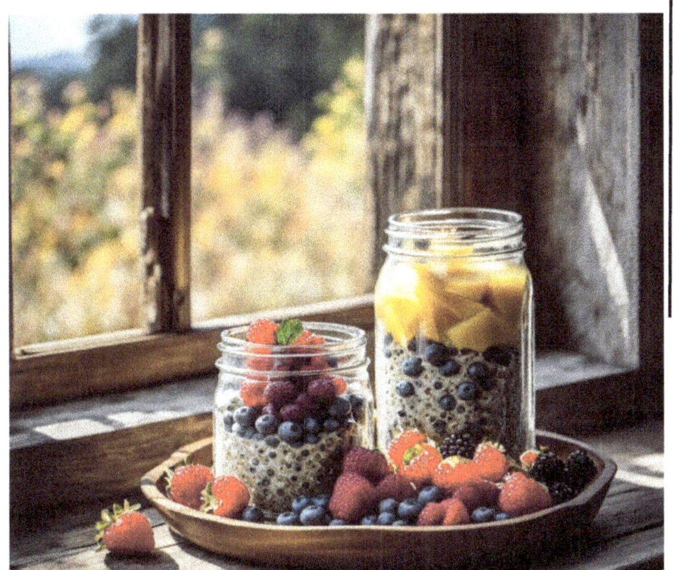

Anweisungen:

1. Mischen Sie in einer kleinen Schüssel oder einem Glas Chiasamen, Mandelmilch und Vanilleextrakt. Zum Kombinieren gut umrühren.

2. Abdecken und mindestens 2 Stunden oder über Nacht in den Kühlschrank stellen, bis die Mischung eindickt und puddingartig wird.

3. Sobald der Chia-Pudding fertig ist, rühren Sie ihn gut um, um eventuelle Klumpen aufzulösen.

4. Mit frischen Beeren, gehackten Nüssen und nach Wunsch mit einem Schuss Honig oder Ahornsirup belegen.

5. Kühl servieren und diese nahrhafte und sättigende Frühstücksoption genießen!

Quinoa-Frühstücksschüssel

Portion für 1 Person. Zubereitungszeit: 15 Minuten

Kalorien: 320 kcal Kohlenhydrate: 35 Gramm Ballaststoffe: 6 Gramm Protein: 15 Gramm Gesundes Fett: 12 Gramm

Zutaten:

- 1/2 Tasse gekochte Quinoa
- 1/4 Tasse ungesüßte Mandelmilch (oder eine beliebige Milch Ihrer Wahl)
- 1/2 Teelöffel Zimt
- 1 Esslöffel gehackte Nüsse (z. B. Mandeln oder Walnüsse)
- 1 Esslöffel getrocknete Preiselbeeren oder Rosinen
- 1/2 mittelgroßer Apfel, gewürfelt
- 1 Teelöffel Honig oder Ahornsirup (optional)

Anweisungen:

1. In einem kleinen Topf das gekochte Quinoa mit Mandelmilch und Zimt bei mittlerer Hitze erhitzen, bis es warm ist.

2. Die Quinoa-Mischung in eine Schüssel geben.

3. Mit gehackten Nüssen, getrockneten Preiselbeeren oder Rosinen, Apfelwürfeln und nach Wunsch mit einem Schuss Honig oder Ahornsirup belegen.

4. Gut umrühren und warm als wohltuende und nahrhafte Frühstücksoption servieren.

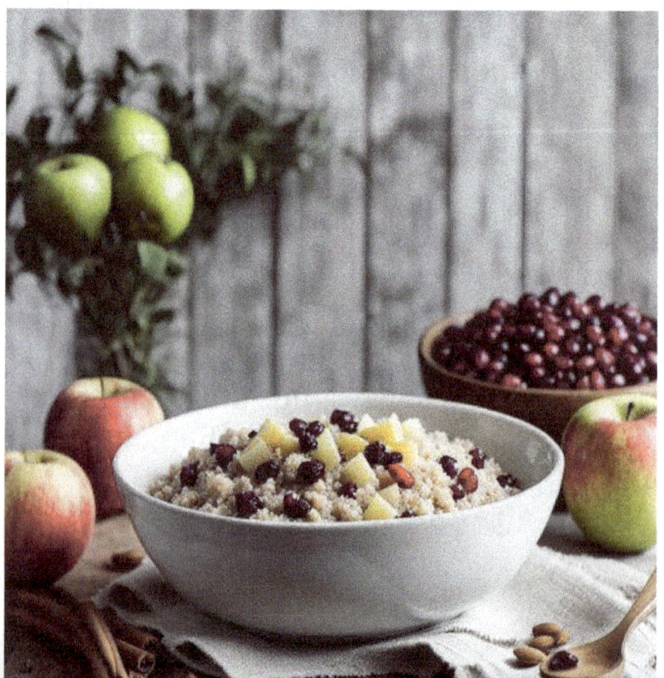

Ideen für ein proteinreiches Frühstück

Lachs- und Avocado-Frühstückssalat

Portion für 1 Person. Zubereitungszeit: 15 Minuten

Kalorien: 380 kcal Kohlenhydrate: 12 Gramm Ballaststoffe: 6 Gramm Protein: 25 Gramm Gesundes Fett: 28 Gramm

Zutaten:

- 4 Unzen. gekochtes Lachsfilet
- 1/2 Avocado, in Scheiben geschnitten
- 1 Tasse gemischtes Gemüse (wie Spinat, Rucola und Grünkohl)
- 1/4 Tasse Kirschtomaten, halbiert
- 1 hartgekochtes Ei, in Scheiben geschnitten
- 1 Esslöffel natives Olivenöl extra
- 1 Esslöffel Balsamico-Essig
- Salz und Pfeffer nach Geschmack

Anweisungen:

1. In einer großen Salatschüssel das gemischte Gemüse und die Kirschtomaten vermengen.
2. Legen Sie die geschnittene Avocado und das hartgekochte Ei auf das Gemüse.
3. Das gegarte Lachsfilet in Stücke schneiden und zum Salat geben.
4. Mit nativem Olivenöl extra und Balsamico-Essig beträufeln.
5. Mit Salz und Pfeffer abschmecken.
6. Vorsichtig umrühren, um alle Zutaten zu vermischen.
7. Sofort servieren und diesen proteinreichen und sättigenden Frühstückssalat genießen.

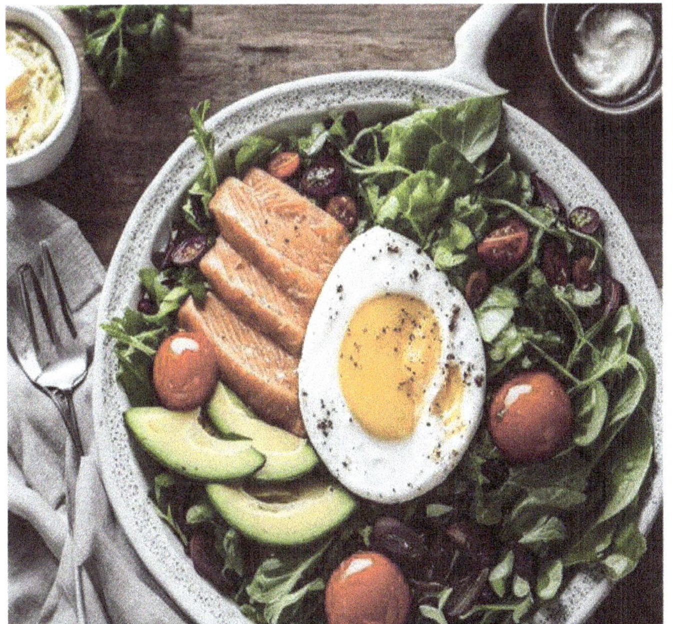

Griechischer Joghurt und Beeren-Smoothie-Bowl

Portion für 1 Person. Zubereitungszeit: 5 Minuten

Kalorien: 320 kcal Kohlenhydrate: 30 Gramm Ballaststoffe: 7 Gramm Protein: 20 Gramm Gesundes Fett: 12 Gramm

Zutaten:

- 1/2 Tasse griechischer Naturjoghurt
- 1/2 Tasse gemischte Beeren (wie Erdbeeren, Blaubeeren und Himbeeren)
- 1 Esslöffel Mandelbutter
- 1 Esslöffel Chiasamen
- 1/4 Tasse ungesüßte Mandelmilch (oder eine beliebige Milch Ihrer Wahl)
- 1 Esslöffel ungesüßte Kokosraspeln (optional)
- 1 Esslöffel gehackte Nüsse (z. B. Mandeln oder Walnüsse)
- 1 Teelöffel Honig oder Ahornsirup (optional)

Anweisungen:

1. In einem Mixer den griechischen Naturjoghurt, gemischte Beeren, Mandelbutter, Chiasamen und ungesüßte Mandelmilch vermischen.
2. Alles glatt und cremig mixen und bei Bedarf noch mehr Mandelmilch hinzufügen, um die gewünschte Konsistenz zu erreichen.
3. Den Smoothie in eine Schüssel geben.
4. Mit ungesüßten Kokosraspeln, gehackten Nüssen und nach Wunsch mit einem Schuss Honig oder Ahornsirup belegen.
5. Sofort mit einem Löffel servieren und diese proteinreiche und nährstoffreiche Smoothie-Bowl genießen.

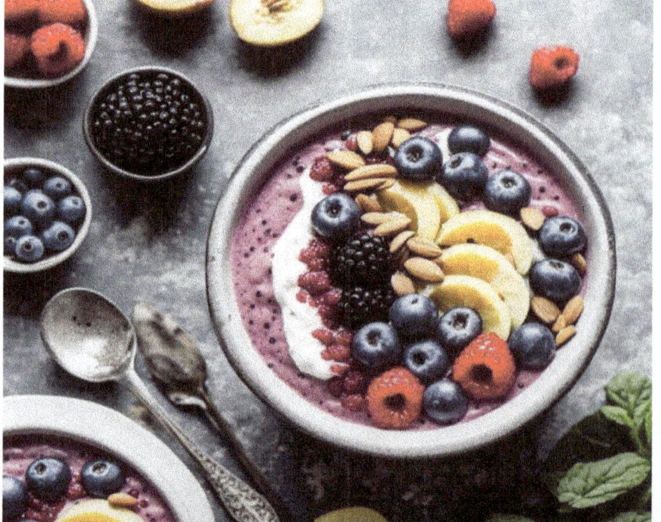

Tofu-Rührei mit Spinat und Pilzen

Portion für 1 Person. Zubereitungszeit: 15 Minuten. Kochzeit: 10 Minuten

---

Kalorien: 300 kcal Kohlenhydrate: 10 Gramm Ballaststoffe: 4 Gramm Protein: 20 Gramm Gesundes Fett: 18 Gramm

Zutaten:

- 1/2 Block fester Tofu, abgetropft und zerkrümelt
- 1 Tasse frischer Spinat, gehackt
- 1/2 Tasse geschnittene Pilze
- 1/4 Tasse gewürfelte Zwiebeln
- 1 Knoblauchzehe, gehackt
- 1 Esslöffel Olivenöl
- 1/4 Teelöffel Kurkumapulver (für die Farbe)
- Salz und Pfeffer nach Geschmack

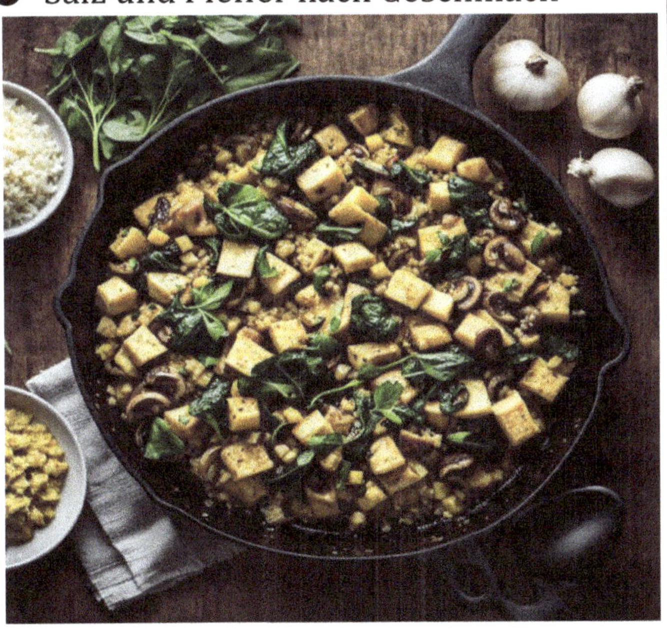

Anweisungen:

1. Olivenöl in einer Pfanne bei mittlerer Hitze erhitzen.

2. Zwiebeln und Knoblauch hinzufügen und ca. 2 Minuten anbraten, bis es duftet.

3. In Scheiben geschnittene Pilze und gehackten Spinat in die Pfanne geben und ca. 3–4 Minuten kochen, bis der Spinat zusammenfällt und die Pilze zart sind.

4. Zerkrümeln Sie den festen Tofu in der Pfanne, streuen Sie für die Farbe Kurkumapulver über den Tofu und würzen Sie ihn mit Salz und Pfeffer ab.

5. Unter gelegentlichem Rühren ca. 5–6 Minuten kochen, bis der Tofu durchgewärmt und leicht gebräunt ist.

6. Vom Herd nehmen und heiß als proteinreiche Frühstücksoption servieren.

Hüttenkäse und Gemüseomelett

Portion für 1 Person. Zubereitungszeit: 10 Minuten. Kochzeit: 10 Minuten

Kalorien: 320 kcal Kohlenhydrate: 10 Gramm Ballaststoffe: 3 Gramm Protein: 25 Gramm Gesundes Fett: 20 Gramm

Zutaten:

- 2 große Eier
- 1/4 Tasse fettarmer Hüttenkäse
- 1/4 Tasse gewürfelte Paprika (jede Farbe)
- 1/4 Tasse gewürfelte Tomaten
- 1/4 Tasse gewürfelte Zwiebeln
- 1 Esslöffel gehackte frische Petersilie
- 1 Esslöffel Olivenöl
- Salz und Pfeffer nach Geschmack

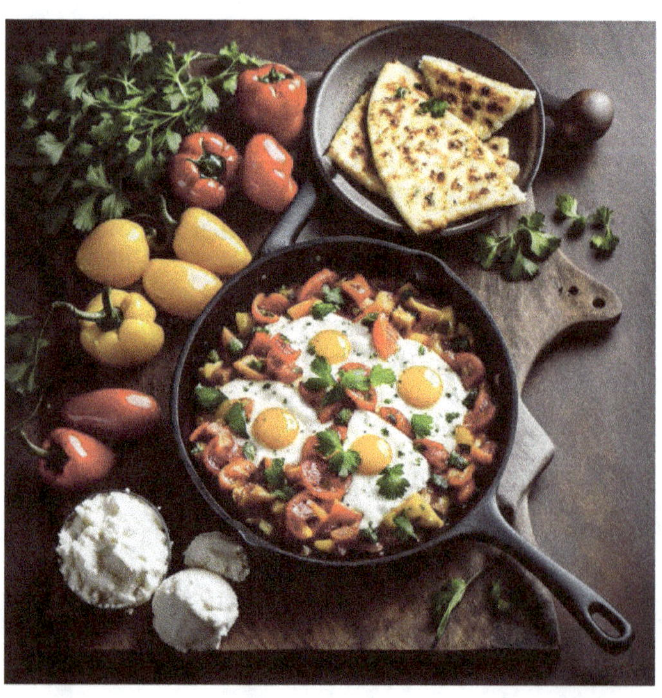

Anweisungen:

1. In einer Schüssel die Eier verquirlen, bis sie gut verquirlt sind.

2. Den fettarmen Hüttenkäse, gewürfelte Paprika, gewürfelte Tomaten, gewürfelte Zwiebeln und gehackte frische Petersilie unterrühren. Mit Salz und Pfeffer abschmecken.

3. Olivenöl in einer beschichteten Pfanne bei mittlerer Hitze erhitzen.

4. Gießen Sie die Eiermischung in die Pfanne und verteilen Sie sie gleichmäßig.

5. Kochen, bis die Ränder fest werden, dann die Ränder vorsichtig mit einem Spatel anheben, damit die ungekochten Eier darunter fließen können.

6. Sobald das Omelett größtenteils fest ist, falten Sie es in zwei Hälften und kochen Sie es weitere 1–2 Minuten, bis die Eier gar sind.

7. Das Omelett auf einen Teller gleiten lassen, bei Bedarf mit gehackter Petersilie garnieren und heiß servieren.

Proteinreicher Frühstücks-Burrito

Portion für 1 Person. Zubereitungszeit: 15 Minuten. Kochzeit: 10 Minuten

---

Kalorien: 350 kcal Kohlenhydrate: 25 Gramm Ballaststoffe: 6 Gramm Protein: 30 Gramm Gesundes Fett: 18 Gramm

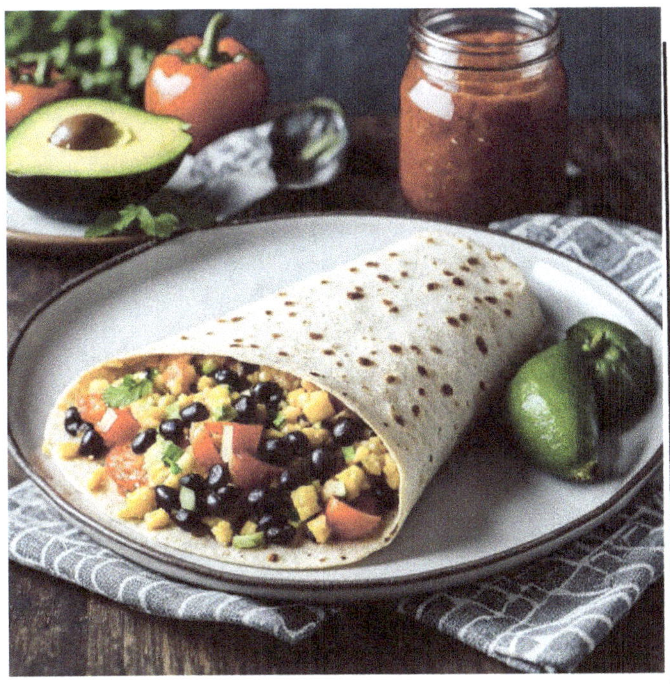

Zutaten:

- 1 große Vollkorn- oder kohlenhydratarme Tortilla
- 2 große Eier, Rührei
- 1/4 Tasse schwarze Bohnen, abgetropft und abgespült
- 1/4 Tasse gewürfelte Paprika (jede Farbe)
- 1/4 Tasse gewürfelte Tomaten
- 2 Esslöffel gewürfelte Zwiebeln
- 1/4 Avocado, in Scheiben geschnitten
- 1 Esslöffel Salsa
- Salz und Pfeffer nach Geschmack

Anweisungen:

1. Erhitzen Sie die Tortilla in einer Pfanne oder Mikrowelle, bis sie warm und geschmeidig ist.

2. In einer separaten Pfanne die Eier verrühren, bis sie gar sind.

3. Stellen Sie den Burrito zusammen, indem Sie die Rühreier in die Mitte der Tortilla legen.

4. Mit schwarzen Bohnen, gewürfelten Paprika, gewürfelten Tomaten, gewürfelten Zwiebeln, geschnittener Avocado und Salsa belegen.

5. Mit Salz und Pfeffer abschmecken.

6. Falten Sie die Seiten der Tortilla ein und rollen Sie sie fest auf.

7. Sofort servieren und diesen herzhaften und proteinreichen Frühstücks-Burrito genießen.

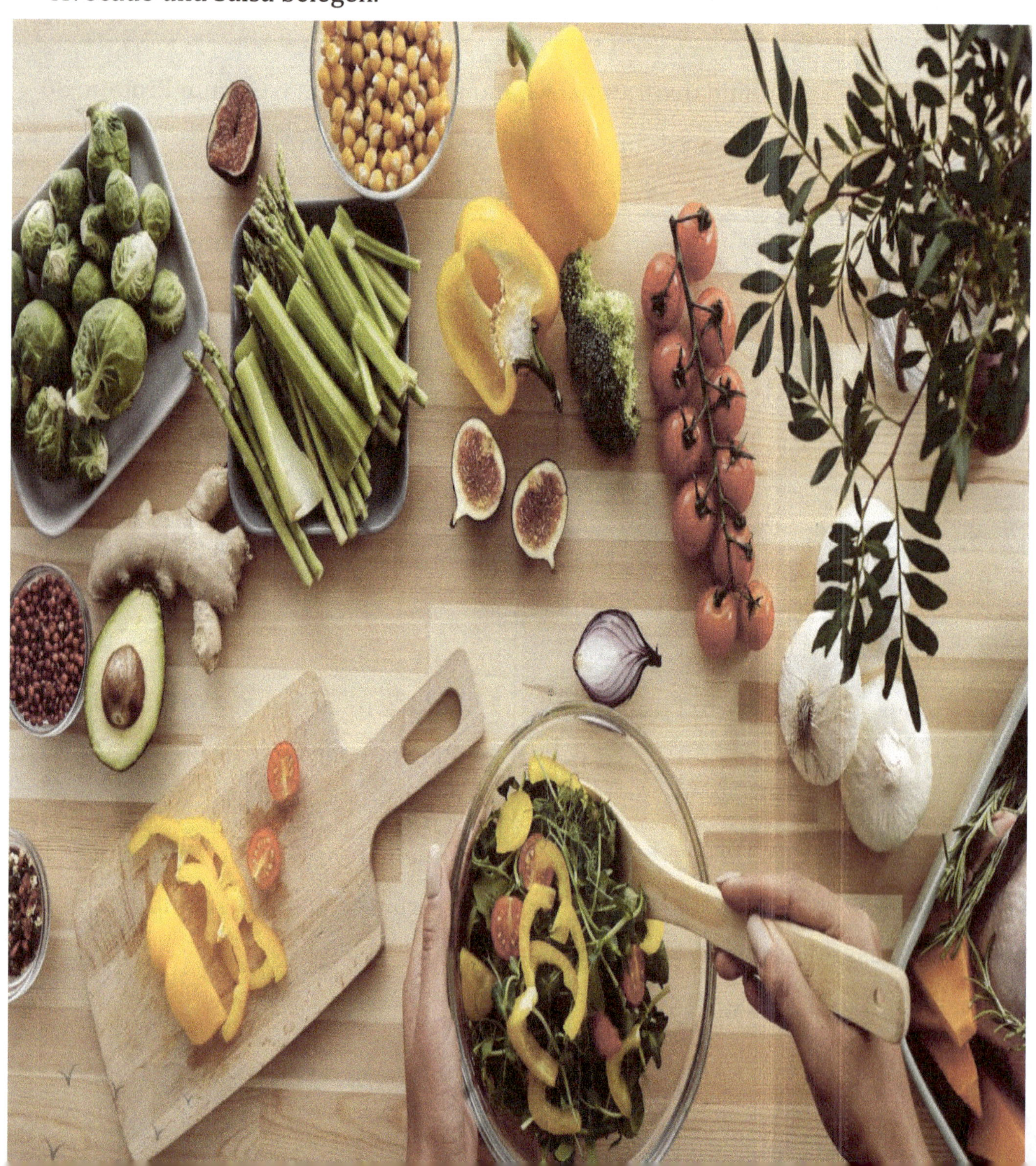

MITTAGSREZEPTE

Gegrilltes Hähnchen und Gemüse-Quinoa-Bowl

Portion für 1 Person. Zubereitungszeit: 20 Minuten. Kochzeit: 20 Minuten

---

Kalorien: 400 kcal Kohlenhydrate: 35 Gramm Ballaststoffe: 6 Gramm Protein: 30 Gramm Gesundes Fett: 15 Gramm

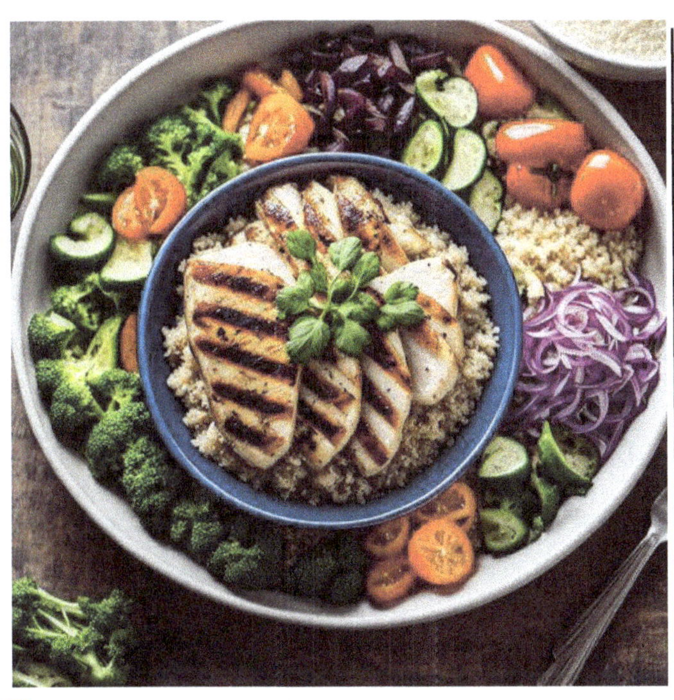

Zutaten:

- 4 Unzen. Hähnchenbrust ohne Knochen und ohne Haut
- 1/2 Tasse gekochte Quinoa
- 1 Tasse gemischtes Gemüse (wie Paprika, Zucchini und Brokkoli), gehackt
- 1 Esslöffel Olivenöl
- 1 Esslöffel Balsamico-Essig
- 1/2 Teelöffel getrocknete Kräuter (wie Thymian, Rosmarin oder Oregano)
- Salz und Pfeffer nach Geschmack
- Zitronenspalten zum Servieren (optional)

Anweisungen:

1. Grill oder Grillpfanne bei mittlerer bis hoher Hitze vorheizen.
2. Die Hähnchenbrust mit Salz, Pfeffer und getrockneten Kräutern würzen.
3. Grillen Sie die Hähnchenbrust auf jeder Seite 6–8 Minuten lang oder bis sie gar ist und in der Mitte nicht mehr rosa ist.

4. Während das Hähnchen grillt, Quinoa nach Packungsanleitung kochen.

5. In einer separaten Pfanne Olivenöl bei mittlerer Hitze erhitzen.

6. Das gemischte Gemüse in die Pfanne geben und ca. 5–6 Minuten anbraten, bis es zart-knusprig ist.

7. Balsamico-Essig über das gekochte Gemüse träufeln und verrühren.

8. Um die Schüssel zusammenzustellen, verteilen Sie die gekochte Quinoa auf Servierschüsseln.

9. Die gegrillte Hähnchenbrust in Scheiben schneiden und auf dem Quinoa anrichten.

10. Das sautierte Gemüse neben dem Hähnchen verteilen.

11. Sofort servieren, auf Wunsch mit Zitronenschnitzen als Beilage für zusätzlichen Geschmack.

Truthahn-Avocado-Wrap

Portion für 1 Person. Zubereitungszeit: 10 Minuten

Kalorien: 350 kcal Kohlenhydrate: 25 Gramm Ballaststoffe: 6 Gramm Protein: 25 Gramm Gesundes Fett: 18 Gramm

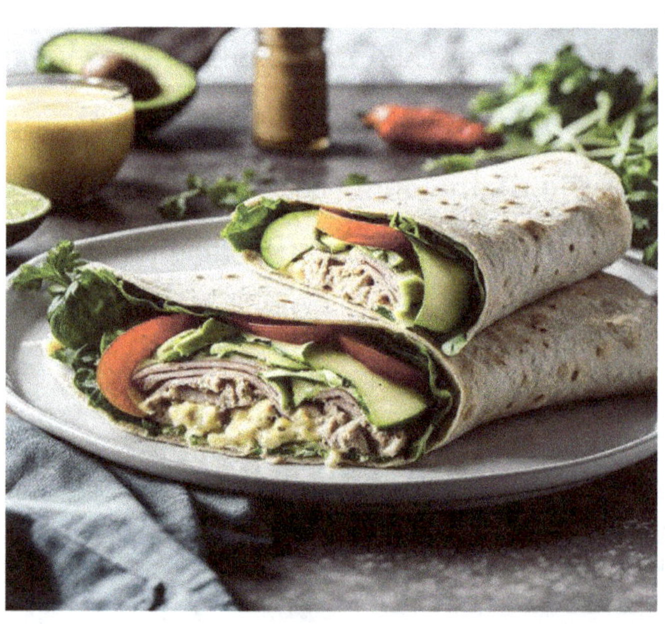

Zutaten:

- 1 Vollkorn- oder kohlenhydratarme Tortilla
- 3 Unzen. geschnittene Putenbrust
- 1/4 Avocado, püriert
- 1/4 Tasse gemischtes Gemüse (z. B. Spinat oder Salat)
- 1/4 Tasse geschnittene Gurke

- 1/4 Tasse geschnittene Paprika (jede Farbe)
- 1 Esslöffel Hummus
- 1 Teelöffel Dijon-Senf
- Salz und Pfeffer nach Geschmack

1. Legen Sie die Tortilla flach auf eine saubere Oberfläche.
2. Das Avocadopüree gleichmäßig auf der Tortilla verteilen.
3. In Scheiben geschnittene Putenbrust, gemischtes Gemüse, Gurkenscheiben und Paprikascheiben auf die Avocado legen.
4. Hummus und Dijon-Senf über die Füllung träufeln.
5. Mit Salz und Pfeffer abschmecken.
6. Falten Sie die Seiten der Tortilla ein und rollen Sie sie fest auf, sodass ein Wrap entsteht.
7. Falls gewünscht, diagonal halbieren und sofort servieren.

Lachs-Quinoa-Salat

Portion für 1 Person. Zubereitungszeit: 15 Minuten. Kochzeit: 20 Minuten

---

Kalorien: 380 kcal Kohlenhydrate: 30 Gramm Ballaststoffe: 6 Gramm Protein: 25 Gramm Gesundes Fett: 18 Gramm

Zutaten:

- 4 Unzen. gekochtes Lachsfilet
- 1/2 Tasse gekochte Quinoa
- 1 Tasse gemischtes Gemüse (wie Spinat, Rucola und Grünkohl)
- 1/4 Tasse Kirschtomaten, halbiert
- 1/4 Tasse gewürfelte Gurke
- 1/4 Tasse geschnittene rote Zwiebel
- 1 Esslöffel Olivenöl
- 1 Esslöffel Zitronensaft
- Salz und Pfeffer nach Geschmack

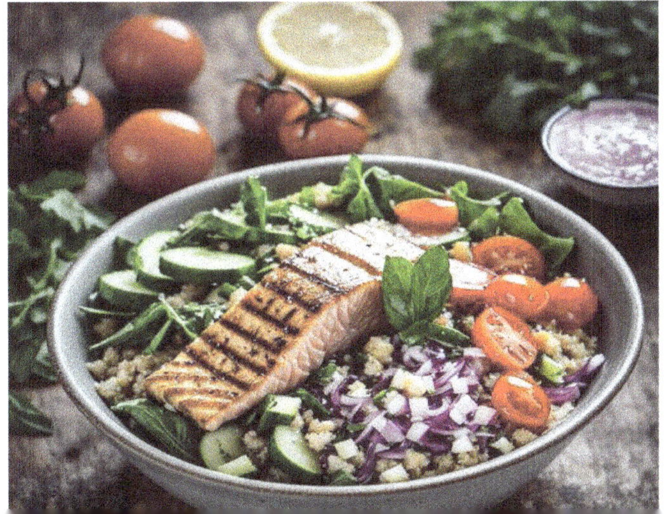

Anweisungen:

1. In einer großen Salatschüssel das gemischte Gemüse, die Kirschtomaten, die Gurkenwürfel und die geschnittenen roten Zwiebeln vermischen.

2. Das gegarte Lachsfilet in Stücke schneiden und zum Salat geben.

3. Den gekochten Quinoa in die Salatschüssel geben.

4. In einer kleinen Schüssel Olivenöl, Zitronensaft, Salz und Pfeffer verrühren, um das Dressing herzustellen.

5. Das Dressing über den Salat träufeln und vorsichtig vermischen, um alle Zutaten zu vermischen.

6. Sofort servieren und diesen geschmackvollen und nahrhaften Lachs-Quinoa-Salat genießen.

Gemüse- und Kichererbsenpfanne

Portion für 1 Person. Zubereitungszeit: 15 Minuten. Kochzeit: 15 Minuten

---

Kalorien: 350 kcal Kohlenhydrate: 40 Gramm Ballaststoffe: 10 Gramm Protein: 15 Gramm Gesundes Fett: 12 Gramm

Zutaten:

- 1/2 Tasse gekochter brauner Reis
- 1/2 Tasse gekochte Kichererbsen (oder aus der Dose, abgetropft und abgespült)
- 1 Tasse gemischtes Gemüse (wie Paprika, Brokkoli, Karotten und Zuckererbsen), gehackt
- 2 Knoblauchzehen, gehackt
- 1 Esslöffel Olivenöl
- 2 Esslöffel natriumarme Sojasauce
- 1 Teelöffel Sesamöl
- 1/2 Teelöffel geriebener Ingwer
- Sesamsamen zum Garnieren (optional)
- Geschnittene Frühlingszwiebeln zum Garnieren (optional)

Anweisungen:

1. Olivenöl in einer großen Pfanne oder einem Wok bei mittlerer bis hoher Hitze erhitzen.

2. Gehackten Knoblauch und geriebenen Ingwer in die Pfanne geben und 1 Minute anbraten, bis es duftet.

3. Geben Sie das gemischte Gemüse in die Pfanne und braten Sie es unter Rühren 5-6 Minuten lang, bis es zart-knusprig ist.

4. Die gekochten Kichererbsen und den gekochten braunen Reis einrühren und weitere 2-3 Minuten kochen lassen, bis alles durchgeheizt ist.

5. In einer kleinen Schüssel natriumarme Sojasauce und Sesamöl zu einer Sauce verrühren.

6. Gießen Sie die Soße über die Pfannenmischung und vermengen Sie sie, bis sie gleichmäßig bedeckt ist.

7. Weitere 1-2 Minuten kochen lassen, bis alles gut vermischt und durchgewärmt ist.

8. Vom Herd nehmen und die Pfanne auf einen Servierteller geben.

9. Nach Belieben mit Sesamkörnern und geschnittenen Frühlingszwiebeln garnieren.

10. Heiß servieren und diese köstliche und nährstoffreiche Gemüse-Kichererbsen-Pfanne genießen.

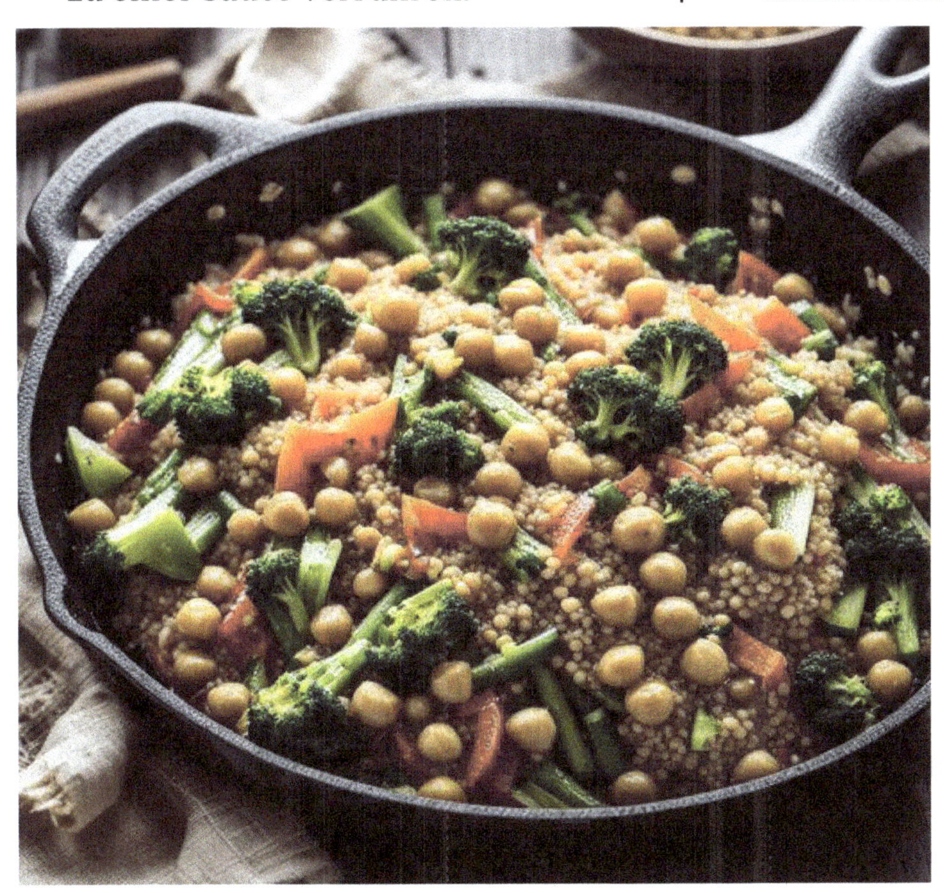

Puten- und Gemüse-Quinoa-Schüssel

Portion für 1 Person. Zubereitungszeit: 15 Minuten. Kochzeit: 20 Minuten

---

Kalorien: 380 kcal Kohlenhydrate: 30 Gramm Ballaststoffe: 6 Gramm Protein: 25 Gramm Gesundes Fett: 18 Gramm

Zutaten:

- 4 Unzen. gekochte Putenbrust, in Scheiben geschnitten
- 1/2 Tasse gekochte Quinoa
- 1 Tasse gemischtes Gemüse (wie Paprika, Zucchini und Karotten), gewürfelt
- 1 Esslöffel Olivenöl
- 1 Esslöffel Balsamico-Essig
- 1/2 Teelöffel getrocknete Kräuter (wie Thymian, Rosmarin oder Oregano)
- Salz und Pfeffer nach Geschmack

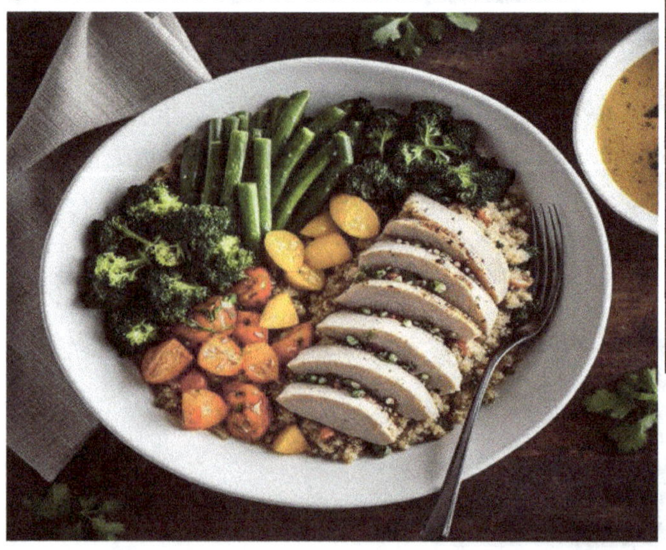

Anweisungen:

1. In einer Pfanne Olivenöl bei mittlerer Hitze erhitzen.
2. Das gemischte Gemüse in die Pfanne geben und ca. 5–6 Minuten anbraten, bis es zart-knusprig ist.
3. In der Zwischenzeit das gekochte Quinoa bei Bedarf noch einmal erhitzen.
4. Das gekochte Gemüse mit getrockneten Kräutern, Salz und Pfeffer würzen.
5. In einer Servierschüssel gekochtes Quinoa, geschnittene Putenbrust und sautiertes Gemüse schichten.
6. Mit Balsamico-Essig beträufeln.
7. Vorsichtig umrühren, um alle Zutaten zu vermischen.
8. Sofort servieren und diese proteinreiche und aromatische Quinoa-Bowl mit Truthahn und Gemüse genießen.

Linsen-Spinat-Salat mit Feta

Portion für 1 Person. Zubereitungszeit: 15 Minuten. Kochzeit: 20 Minuten

---

Kalorien: 350 kcal Kohlenhydrate: 30 Gramm Ballaststoffe: 10 Gramm Protein: 15 Gramm Gesundes Fett: 12 Gramm

Zutaten:

- 1/2 Tasse gekochte Linsen
- 1 Tasse frische Spinatblätter
- 1/4 Tasse gewürfelte Gurke
- 1/4 Tasse Kirschtomaten, halbiert
- 2 Esslöffel zerbröckelter Feta-Käse
- 1 Esslöffel Olivenöl
- 1 Esslöffel Zitronensaft
- 1/2 Teelöffel Dijon-Senf
- Salz und Pfeffer nach Geschmack

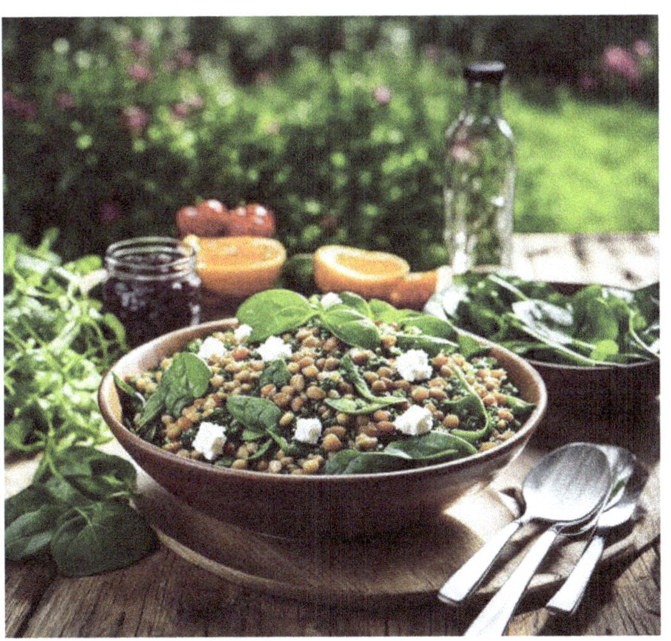

Anweisungen:

1. In einer großen Salatschüssel die gekochten Linsen, frischen Blattspinat, Gurkenwürfel, Kirschtomaten und zerbröckelten Feta-Käse vermengen.
2. In einer kleinen Schüssel Olivenöl, Zitronensaft, Dijon-Senf, Salz und Pfeffer verrühren, um das Dressing herzustellen.
3. Das Dressing über die Salatzutaten träufeln.
4. Vorsichtig umrühren, um alle Zutaten zu vermischen.
5. Sofort servieren und diesen nahrhaften und aromatischen Linsen-Spinat-Salat mit Feta genießen.

Garnelen-Gemüse-Pfanne

Portion für 1 Person. Zubereitungszeit: 15 Minuten. Kochzeit: 10 Minuten

Kalorien: 350 kcal Kohlenhydrate: 30 Gramm Ballaststoffe: 6 Gramm Protein: 25 Gramm Gesundes Fett: 15 Gramm

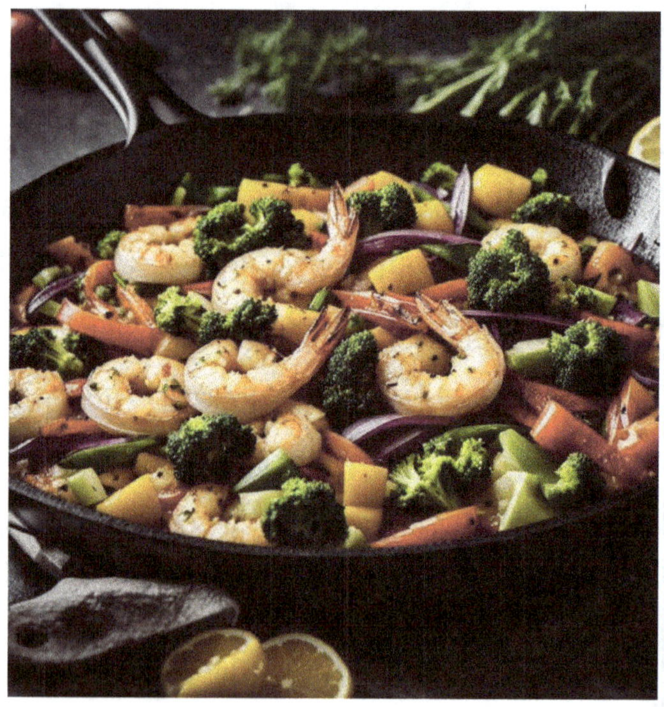

Zutaten:

- 4 Unzen. Garnelen, geschält und entdarmt
- 1 Tasse gemischtes Gemüse (wie Paprika, Erbsen, Karotten und Brokkoli), in Scheiben geschnitten
- 2 Knoblauchzehen, gehackt
- 1 Esslöffel Olivenöl
- 2 Esslöffel natriumarme Sojasauce
- 1 Teelöffel Sesamöl
- 1/2 Teelöffel geriebener Ingwer
- 1/4 Teelöffel rote Paprikaflocken (optional)
- Sesamsamen zum Garnieren (optional)
- Geschnittene Frühlingszwiebeln zum Garnieren (optional)

Anweisungen:

1. Olivenöl in einer großen Pfanne oder einem Wok bei mittlerer bis hoher Hitze erhitzen.
2. Gehackten Knoblauch und geriebenen Ingwer in die Pfanne geben und 1 Minute anbraten, bis es duftet.
3. Das gemischte Gemüse in die Pfanne geben und unter Rühren 4–5 Minuten braten, bis es zart-knusprig ist.

4. Schieben Sie das Gemüse auf eine Seite der Pfanne und geben Sie die Garnelen auf die andere Seite.

5. Die Garnelen auf jeder Seite 2-3 Minuten braten, bis sie rosa und gar sind.

6. In einer kleinen Schüssel natriumarme Sojasauce und Sesamöl verrühren.

7. Gießen Sie die Sauce über die Garnelen und das Gemüse in der Pfanne.

8. Fügen Sie ggf. rote Paprikaflocken hinzu und vermischen Sie alles, um es gleichmäßig zu verteilen.

9. Weitere 1-2 Minuten kochen lassen, bis es durchgeheizt ist.

10. Vom Herd nehmen und die Pfanne auf einen Servierteller geben.

11. Nach Belieben mit Sesamkörnern und geschnittenen Frühlingszwiebeln garnieren.

12. Heiß servieren und diese köstliche und proteinreiche Garnelen-Gemüse-Pfanne genießen.

Wrap mit Hühnchen und schwarzen Bohnen

Portion für 1 Person. Zubereitungszeit: 10 Minuten

Kalorien: 380 kcal Kohlenhydrate: 35 Gramm Ballaststoffe: 8 Gramm Protein: 30 Gramm Gesundes Fett: 15 Gramm

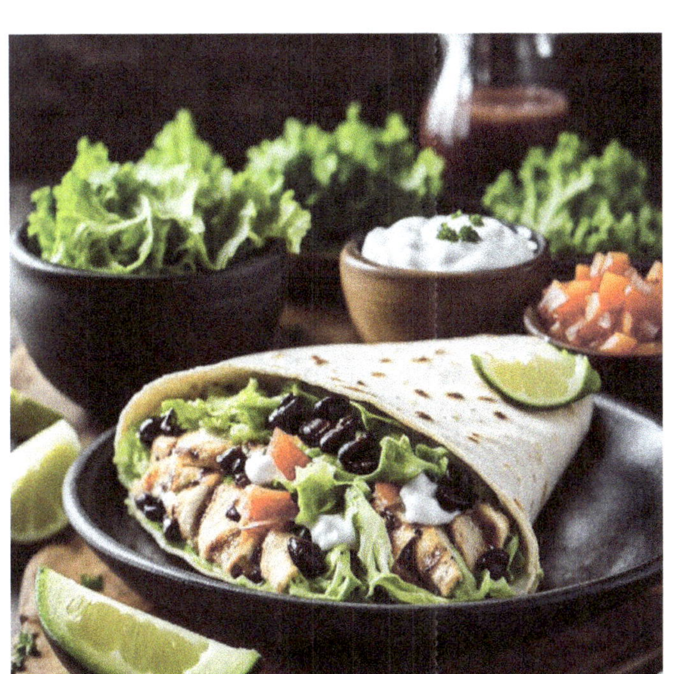

Zutaten:

● 1 Vollkorn- oder kohlenhydratarme Tortilla

● 4 Unzen. gekochte Hähnchenbrust, in Scheiben geschnitten

● 1/4 Tasse schwarze Bohnen, abgetropft und abgespült

- 1/4 Avocado, in Scheiben geschnitten
- 2 Esslöffel Salsa
- 2 Esslöffel griechischer Joghurt (oder Sauerrahm)
- 1/4 Tasse geriebener Salat
- Salz und Pfeffer nach Geschmack

Anweisungen:

1. Legen Sie die Tortilla flach auf eine saubere Oberfläche.
2. Griechischen Joghurt (oder Sauerrahm) gleichmäßig auf der Tortilla verteilen.
3. In Scheiben geschnittene Hähnchenbrust, schwarze Bohnen, Avocadoscheiben, Salsa und geriebenen Salat auf den griechischen Joghurt legen.
4. Mit Salz und Pfeffer abschmecken.
5. Falten Sie die Seiten der Tortilla ein und rollen Sie sie fest auf, sodass ein Wrap entsteht.
6. Falls gewünscht, diagonal halbieren und sofort servieren.

Tofu-Gemüse-Pfanne

Portion für 1 Person. Zubereitungszeit: 15 Minuten. Kochzeit: 10 Minuten

Kalorien: 320 kcal Kohlenhydrate: 25 Gramm Ballaststoffe: 7 Gramm Protein: 20 Gramm Gesundes Fett: 15 Gramm

Zutaten:

- 4 Unzen. fester Tofu, abgetropft und gewürfelt
- 1 Tasse gemischtes Gemüse (wie Paprika, Brokkoli, Karotten und Zuckererbsen), in Scheiben geschnitten
- 2 Knoblauchzehen, gehackt
- 1 Esslöffel natriumarme Sojasauce
- 1 Esslöffel Hoisinsauce
- 1 Esslöffel Olivenöl
- 1/2 Teelöffel geriebener Ingwer
- Sesamsamen zum Garnieren (optional)
- Geschnittene Frühlingszwiebeln zum Garnieren (optional)

1. Olivenöl in einer großen Pfanne oder einem Wok bei mittlerer bis hoher Hitze erhitzen.

2. Gehackten Knoblauch und geriebenen Ingwer in die Pfanne geben und 1 Minute anbraten, bis es duftet.

3. Den gewürfelten Tofu in die Pfanne geben und 3–4 Minuten braten, bis er von allen Seiten leicht gebräunt ist.

4. Das gemischte Gemüse in die Pfanne geben und unter Rühren 4–5 Minuten braten, bis es zart-knusprig ist.

5. In einer kleinen Schüssel natriumarme Sojasauce und Hoisinsauce verrühren.

6. Gießen Sie die Soße über den Tofu und das Gemüse in der Pfanne.

7. Mischen Sie alles, um es gleichmäßig zu verteilen.

8. Weitere 1-2 Minuten kochen lassen, bis es durchgeheizt ist.

9. Vom Herd nehmen und die Pfanne auf einen Servierteller geben.

10. Nach Belieben mit Sesamkörnern und geschnittenen Frühlingszwiebeln garnieren.

11. Heiß servieren und diese geschmackvolle und proteinreiche Tofu-Gemüse-Pfanne genießen.

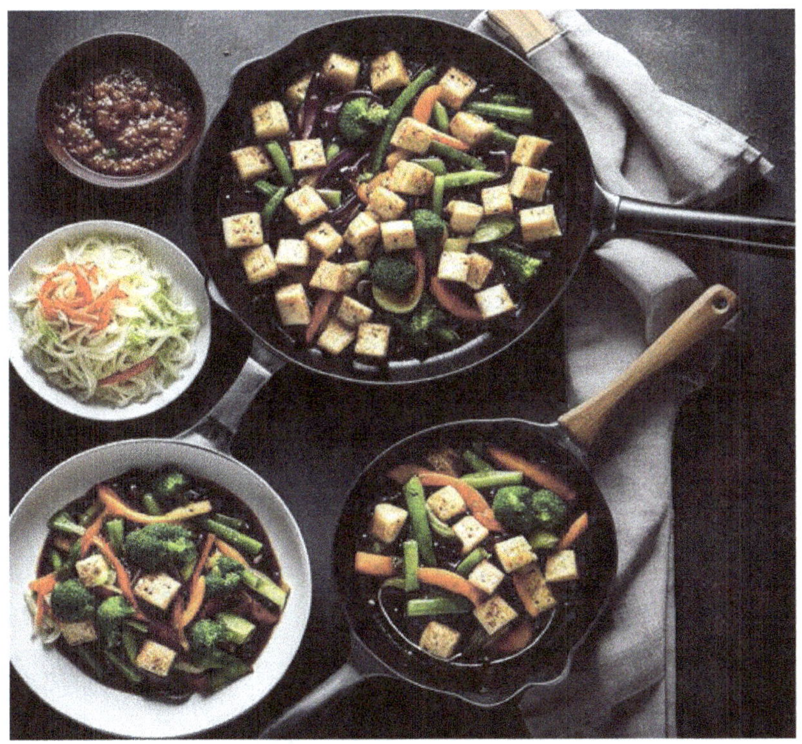

Mediterraner Kichererbsensalat

Portion für 1 Person. Zubereitungszeit: 15 Minuten

Kalorien: 350 kcal Kohlenhydrate: 40 Gramm Ballaststoffe: 10 Gramm Protein: 15 Gramm Gesundes Fett: 15 Gramm

Zutaten:

- 1/2 Tasse gekochte Kichererbsen (oder aus der Dose, abgetropft und abgespült)
- 1/2 Tasse gewürfelte Gurke
- 1/2 Tasse Kirschtomaten, halbiert
- 1/4 Tasse gewürfelte rote Zwiebel
- 2 Esslöffel gehackte frische Petersilie
- 2 Esslöffel zerbröckelter Feta-Käse
- 1 Esslöffel natives Olivenöl extra
- 1 Esslöffel Zitronensaft
- 1/2 Teelöffel getrockneter Oregano
- Salz und Pfeffer nach Geschmack

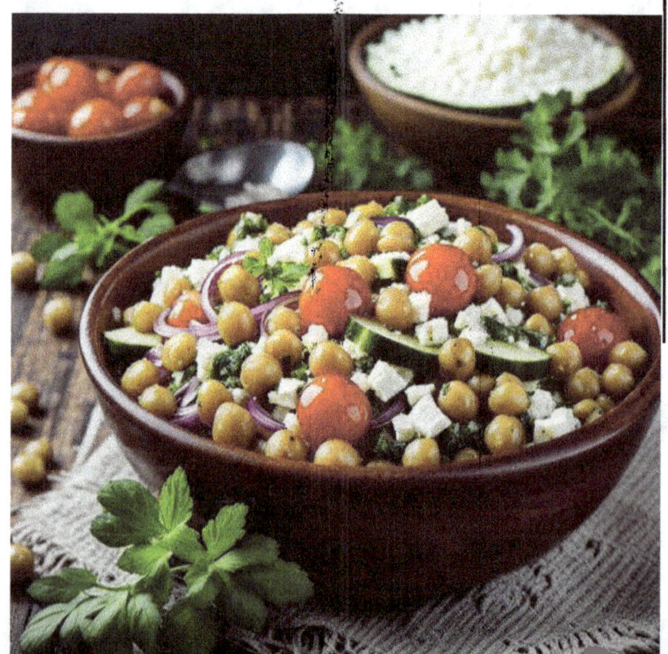

Anweisungen:

1. In einer großen Salatschüssel die gekochten Kichererbsen, die Gurkenwürfel, die Kirschtomaten, die gewürfelten roten Zwiebeln, die gehackte frische Petersilie und den zerbröckelten Feta-Käse vermischen.

2. In einer kleinen Schüssel natives Olivenöl extra, Zitronensaft, getrockneten Oregano, Salz und Pfeffer verrühren, um das Dressing herzustellen.

3. Das Dressing über die Salatzutaten träufeln.

4. Vorsichtig umrühren, um alle Zutaten zu vermischen.

5. Sofort servieren und diesen erfrischenden und nahrhaften mediterranen Kichererbsensalat genießen.

ABENDESSEN-REZEPTE

Gebackener Zitronen-Kräuter-Lachs

Portion für 1 Person. Zubereitungszeit: 10 Minuten. Kochzeit: 20 Minuten

Kalorien: 400 kcal Kohlenhydrate: 10 Gramm Ballaststoffe: 1 Gramm Protein: 30 Gramm Gesundes Fett: 28 Gramm

Zutaten:

- 6 Unzen. Lachsfilet
- 1 Esslöffel Olivenöl
- 1 Esslöffel frischer Zitronensaft
- 1 Teelöffel Zitronenschale
- 1 Knoblauchzehe, gehackt
- 1 Teelöffel getrocknete Kräuter (z. B. Dill, Thymian oder Rosmarin)
- Salz und Pfeffer nach Geschmack
- Zitronenscheiben zum Garnieren (optional)
- Frische Petersilie zum Garnieren (optional)

Anweisungen:

1. Heizen Sie den Ofen auf 375 °F (190 °C) vor.
2. In einer kleinen Schüssel Olivenöl, frischen Zitronensaft, Zitronenschale, gehackten Knoblauch, getrocknete Kräuter, Salz und Pfeffer verrühren.
3. Das Lachsfilet auf ein mit Backpapier ausgelegtes Backblech legen.
4. Die Zitronen-Kräuter-Mischung über den Lachs gießen und gleichmäßig verteilen.
5. Im vorgeheizten Ofen 15–20 Minuten backen oder bis der Lachs gar ist und sich mit einer Gabel leicht zerteilen lässt.
6. Aus dem Ofen nehmen und einige Minuten ruhen lassen.

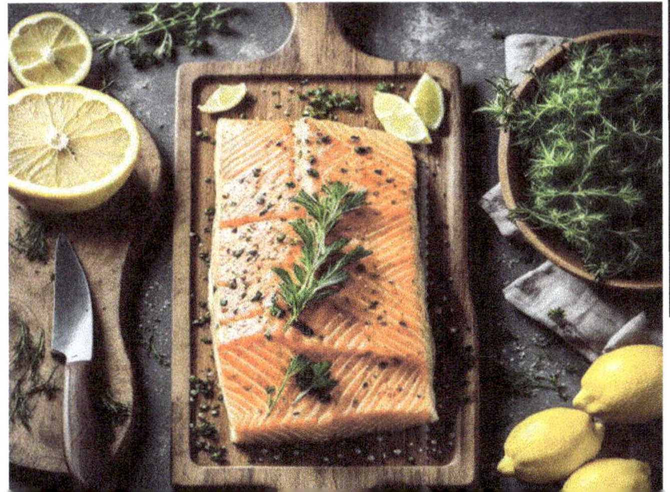

7. Nach Belieben mit Zitronenscheiben und frischer Petersilie garnieren.

8. Heiß servieren und diesen köstlichen und nahrhaften gebackenen Zitronen-Kräuter-Lachs genießen.

Gegrillte Hähnchen- und Gemüsespieße

Portion für 1 Person. Zubereitungszeit: 15 Minuten. Kochzeit: 15 Minuten

---

Kalorien: 350 kcal Kohlenhydrate: 15 Gramm Ballaststoffe: 5 Gramm Protein: 30 Gramm Gesundes Fett: 15 Gramm

Zutaten:

- 6 Unzen. Hähnchenbrust, in Würfel schneiden
- 1/2 Zucchini, in Scheiben geschnitten
- 1/2 Paprika, in Stücke schneiden
- 1/2 rote Zwiebel, in Stücke schneiden
- 1 Esslöffel Olivenöl
- 1 Esslöffel Balsamico-Essig
- 1 Teelöffel getrocknete italienische Kräuter (wie Basilikum, Oregano oder Thymian)
- Salz und Pfeffer nach Geschmack
- Zitronenspalten zum Servieren (optional)
- Frische Petersilie zum Garnieren (optional)

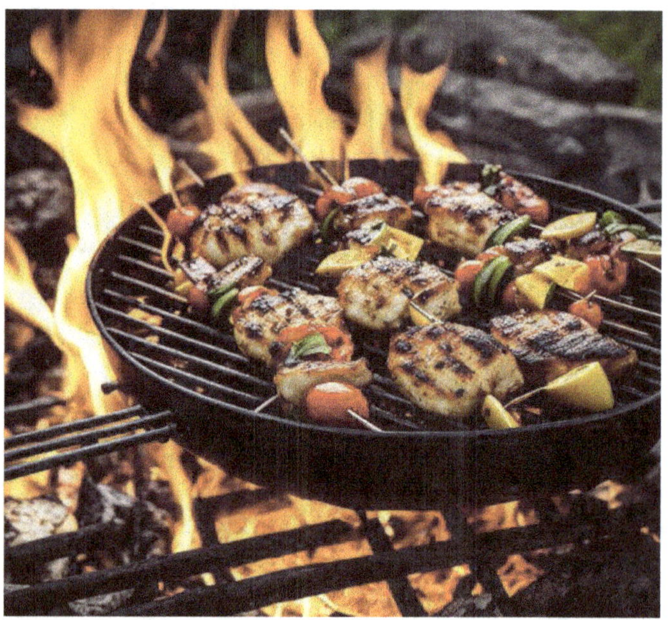

Anweisungen:

1. Wenn Sie Holzspieße verwenden, weichen Sie diese mindestens 30 Minuten in Wasser ein, um ein Anbrennen zu vermeiden.

2. In einer Schüssel Olivenöl, Balsamico-Essig, getrocknete italienische Kräuter, Salz und Pfeffer vermischen.

3. Hähnchenwürfel, Zucchinischeiben, Paprikastücke und rote Zwiebelstücke abwechselnd mit den Zutaten auf die Spieße stecken.

4. Bestreichen Sie die Spieße mit der Mischung aus Olivenöl und Balsamico-Essig und bestreichen Sie sie gleichmäßig.

5. Einen Grill oder eine Grillpfanne bei mittlerer bis hoher Hitze vorheizen.

6. Die Spieße 10–15 Minuten grillen und dabei gelegentlich wenden, bis das Hähnchen gar ist und das Gemüse zart und leicht verkohlt ist.

7. Vom Grill nehmen und einige Minuten ruhen lassen.

Truthahn-Gemüse-Pfanne

Portion für 1 Person. Zubereitungszeit: 15 Minuten. Kochzeit: 15 Minuten

---

Kalorien: 380 kcal Kohlenhydrate: 20 Gramm Ballaststoffe: 5 Gramm Protein: 25 Gramm Gesundes Fett: 18 Gramm

Zutaten:

- 6 Unzen. Magerer Truthahn
- 1 Tasse gemischtes Gemüse (wie Paprika, Erbsen, Karotten und Brokkoli), in Scheiben geschnitten
- 2 Knoblauchzehen, gehackt
- 1 Esslöffel natriumarme Sojasauce
- 1 Esslöffel Hoisinsauce
- 1 Esslöffel Olivenöl
- 1/2 Teelöffel geriebener Ingwer
- Sesamsamen zum Garnieren (optional)
- Geschnittene Frühlingszwiebeln zum Garnieren (optional)

Anweisungen:

1. Olivenöl in einer großen Pfanne oder einem Wok bei mittlerer bis hoher Hitze erhitzen.

2. Gehackten Knoblauch und geriebenen Ingwer in die Pfanne geben und 1 Minute anbraten, bis es duftet.

3. Geben Sie das Putenhackfleisch in die Pfanne und kochen Sie es, bis es

braun und durchgegart ist. Brechen Sie es dabei mit einem Spatel auf.

4. Sobald der Truthahn gar ist, das gemischte Gemüse in die Pfanne geben und 4–5 Minuten unter Rühren braten, bis es zart-knusprig ist.

5. In einer kleinen Schüssel natriumarme Sojasauce und Hoisinsauce verrühren.

6. Gießen Sie die Sauce über den Truthahn und das Gemüse in der Pfanne.

7. Mischen Sie alles zusammen, um es gleichmäßig zu verteilen.

8. Weitere 1-2 Minuten kochen lassen, bis es durchgeheizt ist.

9. Vom Herd nehmen und die Pfanne auf einen Servierteller geben.

10. Nach Belieben mit Sesamkörnern und geschnittenen Frühlingszwiebeln garnieren.

11. Heiß servieren und diese geschmackvolle und proteinreiche Puten-Gemüse-Pfanne genießen.

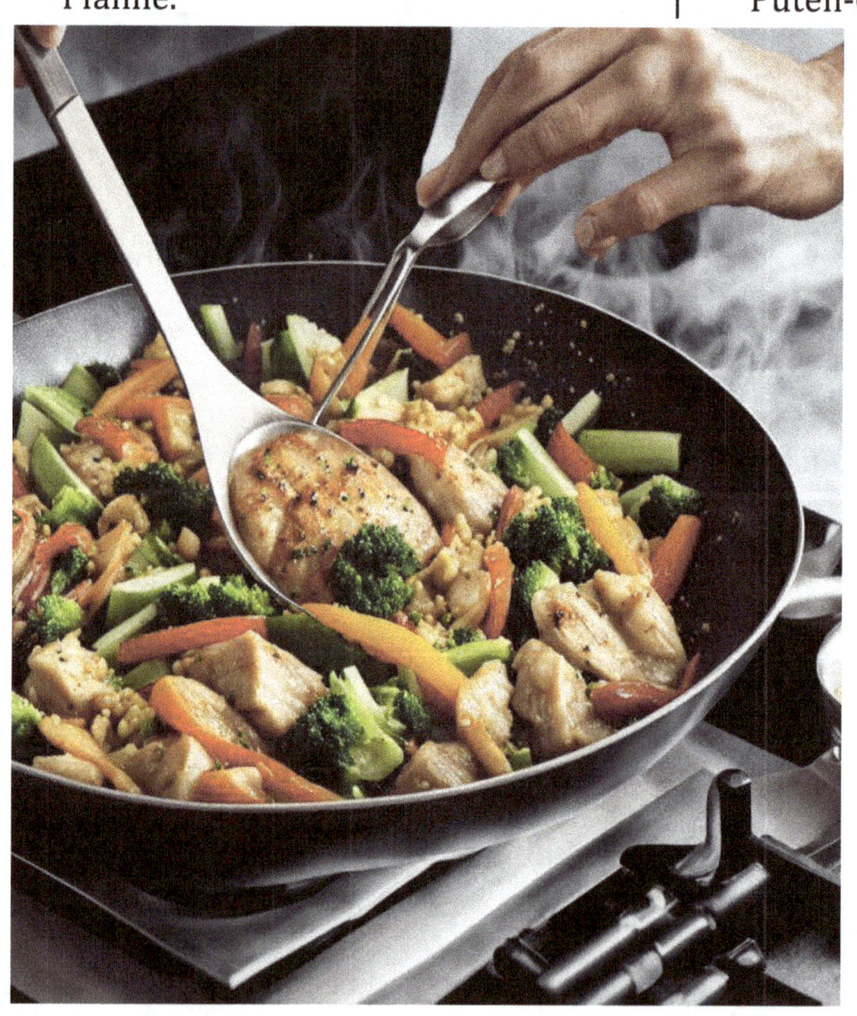

Gebackene Hähnchenbrust mit geröstetem Gemüse

Portion für 1 Person. Zubereitungszeit: 15 Minuten. Kochzeit: 25 Minuten

Kalorien: 350 kcal Kohlenhydrate: 15 Gramm Ballaststoffe: 5 Gramm Protein: 30 Gramm Gesundes Fett: 15 Gramm

Zutaten:

- 6 Unzen. Hühnerbrust
- 1 Tasse gemischtes Gemüse (z. B. Karotten, Paprika, Brokkoli und Kirschtomaten), gehackt
- 1 Esslöffel Olivenöl
- 1 Teelöffel getrocknete Kräuter (z. B. Thymian, Rosmarin oder Oregano)
- Salz und Pfeffer nach Geschmack
- Zitronenschnitze zum Servieren (optional)
- Frische Petersilie zum Garnieren (optional)

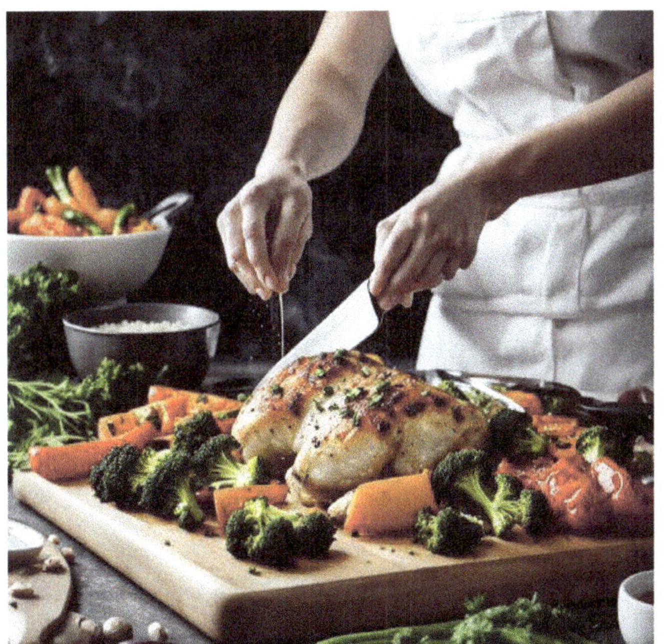

Anweisungen:

1. Heizen Sie den Ofen auf 400 °F (200 °C) vor.
2. Legen Sie die Hähnchenbrust auf ein mit Backpapier ausgelegtes Backblech.
3. In einer Schüssel das gemischte Gemüse mit Olivenöl, getrockneten Kräutern, Salz und Pfeffer vermischen, bis es gleichmäßig bedeckt ist.
4. Das gewürzte Gemüse rund um die Hähnchenbrust auf dem Backblech anrichten.
5. Im vorgeheizten Ofen 20–25 Minuten backen oder bis das Hähnchen gar und das Gemüse zart ist.
6. Aus dem Ofen nehmen und einige Minuten ruhen lassen.
7. Heiß mit Zitronenschnitzen servieren und nach Belieben mit frischer Petersilie garnieren.

Gegrilltes Zitronen-Kräuter-Hähnchen

Portion für 1 Person. Zubereitungszeit: 10 Minuten. Kochzeit: 15 Minuten

---

Kalorien: 350 kcal Kohlenhydrate: 5 Gramm Ballaststoffe: 1 Gramm Protein: 30 Gramm Gesundes Fett: 20 Gramm

Zutaten:

- 6 Unzen. Hühnerbrust
- 1 Esslöffel Olivenöl
- 1 Esslöffel frischer Zitronensaft
- 1 Teelöffel Zitronenschale
- 1 Knoblauchzehe, gehackt
- 1 Teelöffel getrocknete Kräuter (z. B. Thymian, Rosmarin oder Oregano)
- Salz und Pfeffer nach Geschmack
- Zitronenscheiben zum Servieren (optional)
- Frische Petersilie zum Garnieren (optional)

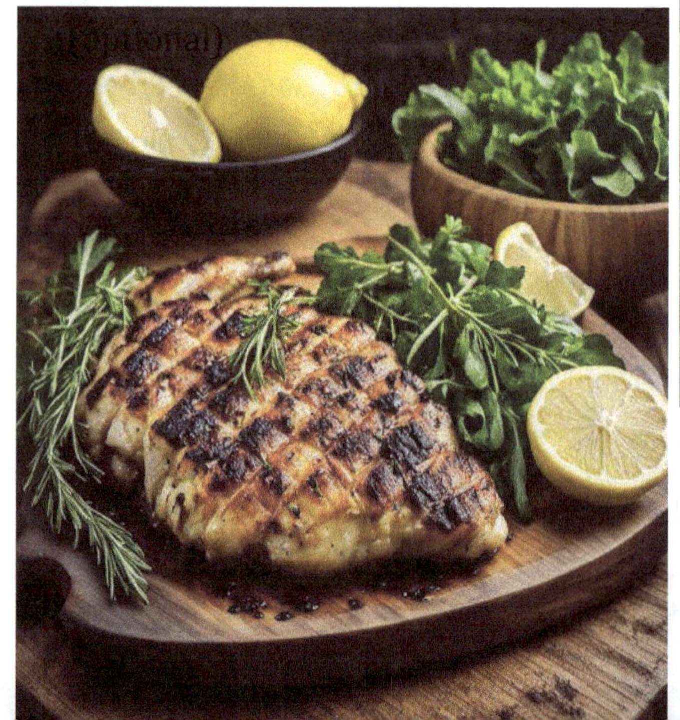

Anweisungen:

1. In einer kleinen Schüssel Olivenöl, frischen Zitronensaft, Zitronenschale, gehackten Knoblauch, getrocknete Kräuter, Salz und Pfeffer verrühren.
2. Legen Sie die Hähnchenbrust in eine flache Schüssel, gießen Sie die Zitronen-Kräuter-Mischung darüber und drehen Sie sie, bis sie gleichmäßig bedeckt ist.
3. Abdecken und zum Marinieren mindestens 30 Minuten im Kühlschrank lagern.
4. Den Grill auf mittlere bis hohe Hitze vorheizen.
5. Nehmen Sie die Hähnchenbrust aus der Marinade und entsorgen Sie überschüssige Marinade.
6. Grillen Sie die Hähnchenbrust auf jeder Seite 6–8 Minuten lang oder bis

sie gar ist und in der Mitte nicht mehr rosa ist.

7. Vom Grill nehmen und einige Minuten ruhen lassen.

8. Heiß mit Zitronenscheiben servieren und nach Belieben mit frischer Petersilie garnieren.

Gebackener Tofu mit geröstetem Gemüse

Portion für 1 Person. Zubereitungszeit: 15 Minuten. Kochzeit: 25 Minuten

---

Kalorien: 320 kcal Kohlenhydrate: 20 Gramm Ballaststoffe: 5 Gramm Protein: 15 Gramm Gesundes Fett: 20 Gramm

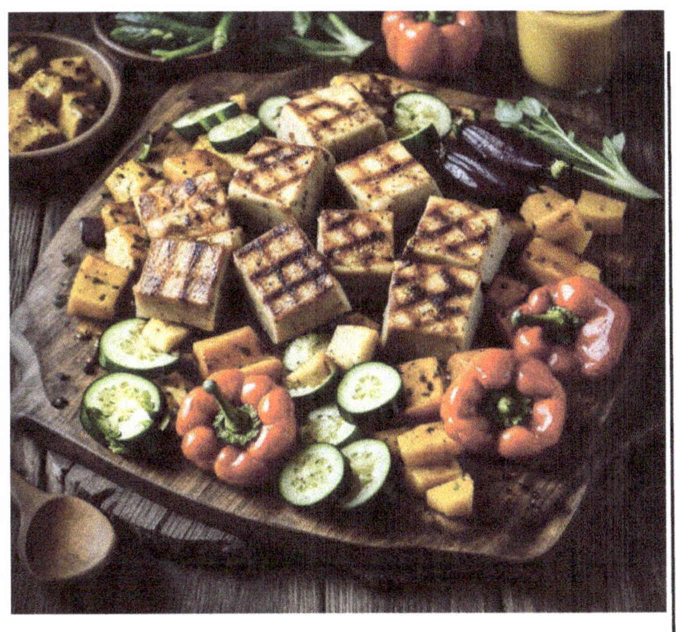

Zutaten:

- 6 Unzen. extra fester Tofu, abgetropft und gepresst
- 1 Tasse gemischtes Gemüse (wie Paprika, Zucchini und Blumenkohl), gehackt
- 1 Esslöffel Olivenöl
- 1 Esslöffel Sojasauce (oder Tamari für die glutenfreie Variante)
- 1 Teelöffel Sriracha-Sauce (nach Geschmack anpassen)
- 1 Knoblauchzehe, gehackt
- 1/2 Teelöffel gemahlener Kreuzkümmel
- Salz und Pfeffer nach Geschmack
- Sesamsamen zum Garnieren (optional)
- Gehackter Koriander zum Garnieren (optional)

Anweisungen:

1. Heizen Sie den Ofen auf 400 °F (200 °C) vor.

2. Den gepressten Tofu in Würfel schneiden und auf ein mit Backpapier ausgelegtes Backblech legen.

3. In einer kleinen Schüssel Olivenöl, Sojasauce, Sriracha-Sauce, gehackten Knoblauch, gemahlenen Kreuzkümmel, Salz und Pfeffer verrühren.

4. Gießen Sie die Marinade über die Tofuwürfel und rühren Sie um, damit sie gleichmäßig bedeckt sind.

5. In einer anderen Schüssel das gemischte Gemüse mit einem Schuss Olivenöl vermengen und mit Salz und Pfeffer würzen.

6. Die marinierten Tofuwürfel und das gewürzte Gemüse in einer Schicht auf dem Backblech anrichten.

7. Im vorgeheizten Ofen 20–25 Minuten backen, dabei den Tofu zur Hälfte wenden, bis der Tofu goldbraun und das Gemüse zart ist.

8. Aus dem Ofen nehmen und etwas abkühlen lassen.

9. Nach Belieben mit Sesamkörnern und gehacktem Koriander garnieren.

10. Heiß servieren und diesen würzigen gebackenen Tofu mit geröstetem Gemüse genießen.

Mediterraner gebackener Kabeljau

Portion für 1 Person. Zubereitungszeit: 10 Minuten. Kochzeit: 20 Minuten

---

Kalorien: 300 kcal Kohlenhydrate: 10 Gramm Ballaststoffe: 2 Gramm Protein: 25 Gramm Gesundes Fett: 15 Gramm

Zutaten:

- 6 Unzen. Kabeljaufilet
- 1 Esslöffel Olivenöl
- 1 Esslöffel frischer Zitronensaft
- 1 Knoblauchzehe, gehackt
- 1 Teelöffel getrockneter Oregano
- 1/4 Teelöffel Paprika
- Salz und Pfeffer nach Geschmack
- Zitronenscheiben zum Servieren (optional)

● Gehackte frische Petersilie zum Garnieren (optional)

Anweisungen:

1. Heizen Sie den Ofen auf 375 °F (190 °C) vor.

2. Das Kabeljaufilet auf ein mit Backpapier ausgelegtes Backblech legen.

3. In einer kleinen Schüssel Olivenöl, frischen Zitronensaft, gehackten Knoblauch, getrockneten Oregano, Paprika, Salz und Pfeffer verrühren.

4. Die Mischung über das Kabeljaufilet gießen und gleichmäßig verteilen.

5. Im vorgeheizten Ofen 15 bis 20 Minuten backen oder bis der Kabeljau undurchsichtig ist und sich mit einer Gabel leicht lösen lässt.

6. Aus dem Ofen nehmen und einige Minuten ruhen lassen.

7. Heiß mit Zitronenscheiben servieren und nach Belieben mit gehackter frischer Petersilie garnieren.

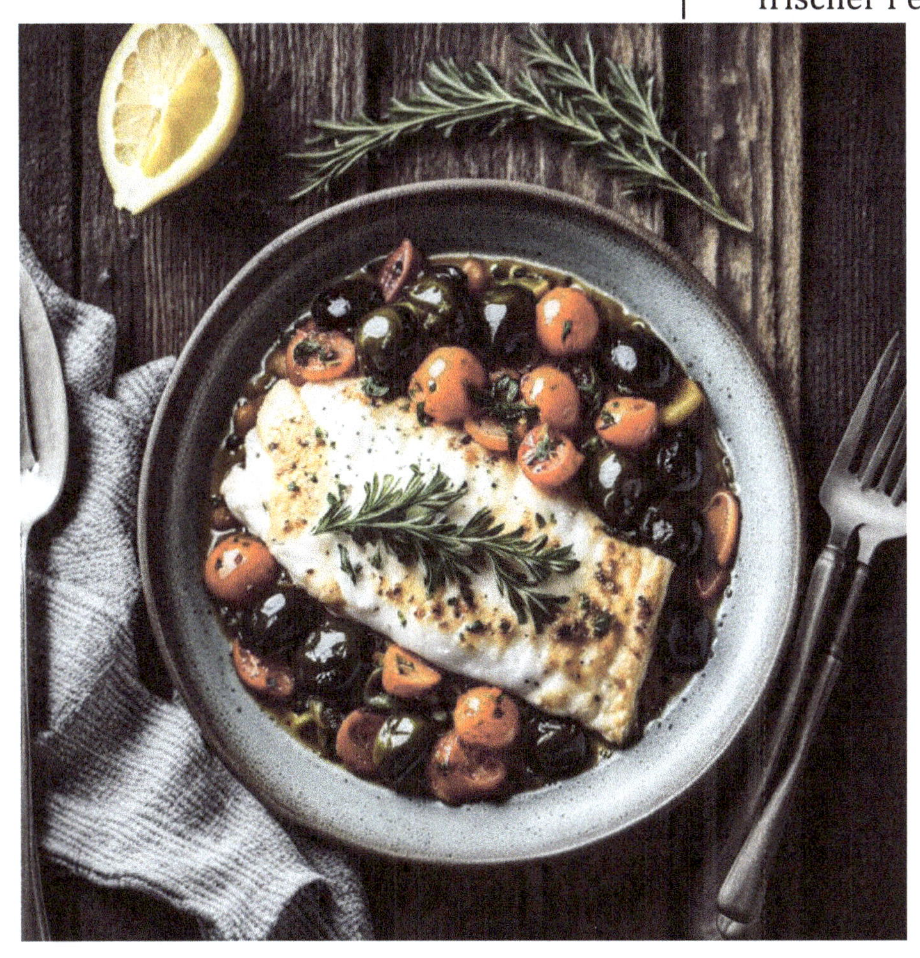

Mit Quinoa gefüllte Paprika

Portion für 1 Person. Zubereitungszeit: 15 Minuten. Kochzeit: 30 Minuten

---

Kalorien: 350 kcal Kohlenhydrate: 40 Gramm Ballaststoffe: 8 Gramm Protein: 12 Gramm Gesundes Fett: 15 Gramm

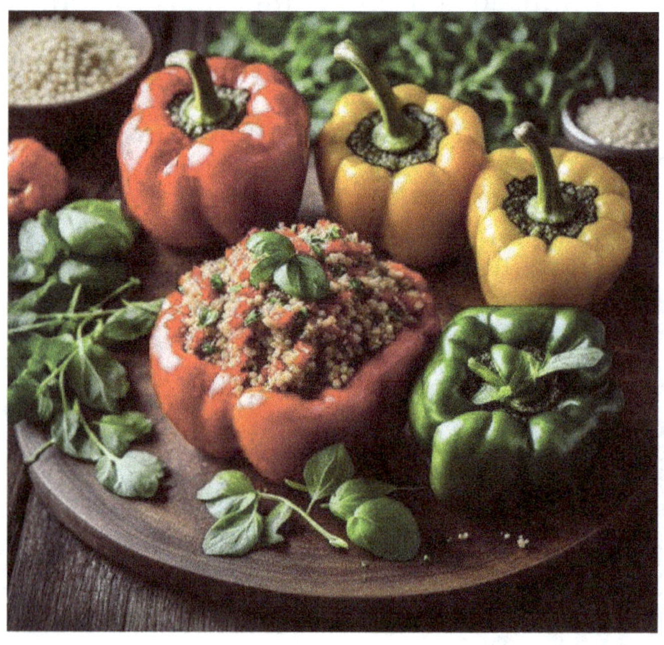

Zutaten:

- 2 Paprika (jede Farbe), halbiert und entkernt
- 1/2 Tasse gekochte Quinoa
- 1/4 Tasse schwarze Bohnen, abgetropft und abgespült
- 1/4 Tasse gewürfelte Tomaten
- 1/4 Tasse gewürfelte rote Zwiebel
- 1/4 Tasse Maiskörner (frisch, aus der Dose oder gefroren)
- 1/4 Tasse geriebener Cheddar-Käse
- 1 Esslöffel gehackter frischer Koriander
- 1 Teelöffel Olivenöl
- 1/2 Teelöffel gemahlener Kreuzkümmel
- Salz und Pfeffer nach Geschmack

Anweisungen:

1. Heizen Sie den Ofen auf 375 °F (190 °C) vor.
2. In einer Schüssel gekochtes Quinoa, schwarze Bohnen, gewürfelte Tomaten, gewürfelte rote Zwiebeln, Maiskörner, geriebenen Cheddar-Käse, gehackten frischen Koriander, Olivenöl, gemahlenen Kreuzkümmel, Salz und Pfeffer vermischen.
3. Füllen Sie jede Paprikahälfte mit der Quinoa-Mischung und drücken Sie sie

leicht nach unten, um sie zu verpacken.

4. Die gefüllten Paprika auf eine Auflaufform legen.

5. Decken Sie die Auflaufform mit Aluminiumfolie ab und backen Sie sie im vorgeheizten Ofen 25–30 Minuten lang oder bis die Paprika weich sind.

6. Entfernen Sie die Folie und backen Sie weitere 5 Minuten, um den Käse zu schmelzen und die Oberfläche leicht zu bräunen.

7. Aus dem Ofen nehmen und vor dem Servieren etwas abkühlen lassen.

Mit Knoblauch und Kräutern gebackene Hähnchenschenkel

Portion für 1 Person. Zubereitungszeit: 10 Minuten. Kochzeit: 30 Minuten

---

Kalorien: 350 kcal Kohlenhydrate: 2 Gramm Ballaststoffe: 0 Gramm Protein: 30 Gramm Gesundes Fett: 25 Gramm

Zutaten:

- 2 Hähnchenschenkel, mit Knochen und Haut
- 1 Esslöffel Olivenöl
- 2 Knoblauchzehen, gehackt
- 1 Teelöffel getrocknete italienische Kräuter (wie Basilikum, Oregano oder Thymian)
- Salz und Pfeffer nach Geschmack
- Zitronenspalten zum Servieren (optional)
- Frische Petersilie zum Garnieren (optional)

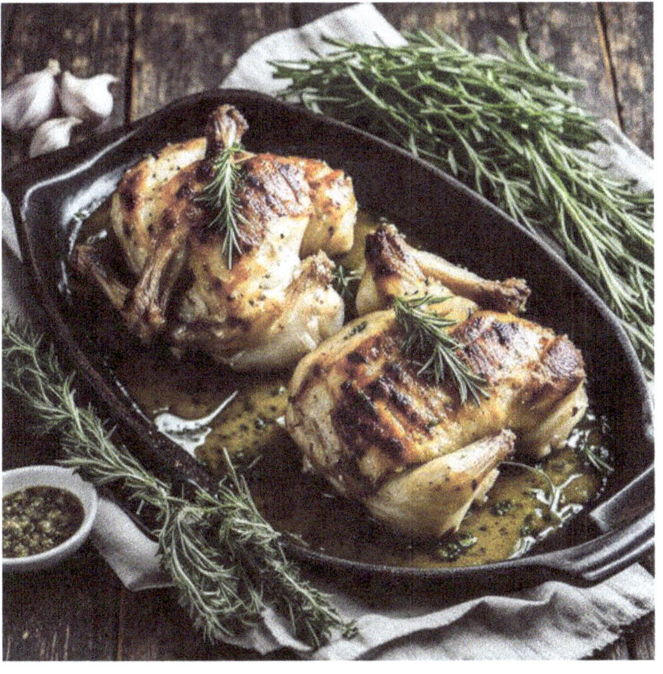

1. Heizen Sie den Ofen auf 400 °F (200 °C) vor.

2. Legen Sie die Hähnchenschenkel auf ein mit Backpapier ausgelegtes Backblech.

3. In einer kleinen Schüssel Olivenöl, gehackten Knoblauch, getrocknete italienische Kräuter, Salz und Pfeffer vermischen.

4. Reiben Sie die Knoblauch-Kräuter-Mischung über die Hähnchenschenkel und bestreichen Sie sie gleichmäßig.

5. Im vorgeheizten Ofen 25–30 Minuten backen oder bis das Hähnchen goldbraun und durchgegart ist.

6. Aus dem Ofen nehmen und das Hähnchen einige Minuten ruhen lassen.

7. Heiß mit Zitronenschnitzen servieren und nach Belieben mit frischer Petersilie garnieren.

Zucchini-Nudelpfanne mit Tofu

Portion für 1 Person. Zubereitungszeit: 15 Minuten. Kochzeit: 15 Minuten

Kalorien: 300 kcal Kohlenhydrate: 15 Gramm Ballaststoffe: 5 Gramm Protein: 15 Gramm Gesundes Fett: 20 Gramm

- 6 Unzen. extra fester Tofu, abgetropft und gewürfelt
- 1 mittelgroße Zucchini, spiralförmig zu Nudeln geformt
- 1/2 Paprika, in dünne Scheiben geschnitten
- 1/2 Tasse Brokkoliröschen
- 2 Knoblauchzehen, gehackt
- 1 Esslöffel natriumarme Sojasauce
- 1 Teelöffel Sesamöl
- 1/2 Teelöffel geriebener Ingwer
- 1/4 Teelöffel rote Paprikaflocken (optional)
- Sesamsamen zum Garnieren (optional)

● Geschnittene Frühlingszwiebeln zum Garnieren (optional)

Anweisungen:

1. Sesamöl in einer großen Pfanne oder einem Wok bei mittlerer bis hoher Hitze erhitzen.

2. Gehackten Knoblauch und geriebenen Ingwer in die Pfanne geben und 1 Minute anbraten, bis es duftet.

3. Gewürfelten Tofu in die Pfanne geben und 3–4 Minuten braten, bis er von allen Seiten leicht gebräunt ist.

4. In Scheiben geschnittene Paprika und Brokkoliröschen in die Pfanne geben und unter Rühren 4–5 Minuten braten, bis sie zart-knusprig sind.

5. Spiralförmige Zucchini-Nudeln in die Pfanne geben und weitere 2-3 Minuten kochen, bis die Nudeln gerade zart sind.

6. Die Pfannenmischung mit natriumarmer Sojasauce beträufeln und vermengen, bis sie gleichmäßig bedeckt ist.

7. Wenn Sie es verwenden, streuen Sie für den Extra-Kick rote Paprikaflocken darüber.

8. Weitere 1-2 Minuten kochen lassen, bis alles durchgeheizt ist.

9. Vom Herd nehmen und die Pfanne auf einen Servierteller geben.

10. Nach Belieben mit Sesamkörnern und geschnittenen Frühlingszwiebeln garnieren.

11. Heiß servieren und diese würzige und kohlenhydratarme Zucchini-Nudel-Pfanne mit Tofu genießen.

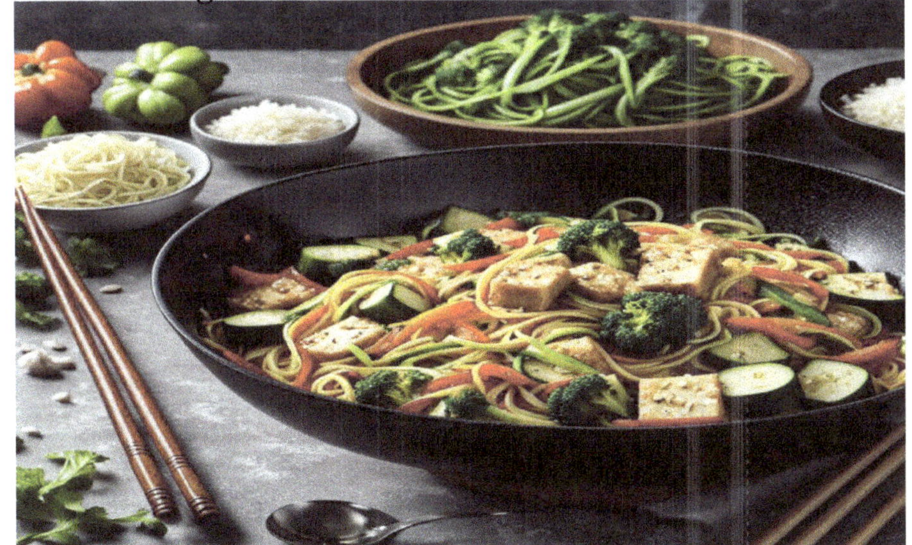

Ich möchte Ihnen meinen tiefsten Dank dafür aussprechen, dass Sie sich die Zeit genommen haben, das „Kochbuch für CKD Stadium 3 und Diabetes Typ 2" zu erkunden. Ihr Interesse an diesem Buch bedeutet mir sehr viel und ich fühle mich wirklich geehrt, die Gelegenheit zu haben, diese Ressource mit Ihnen zu teilen.

Als Autor gibt es nichts Wertvolleres, als das Feedback von Lesern wie Ihnen zu hören. Ihre ehrlichen Rezensionen liefern nicht nur unschätzbare Einblicke darüber, wie dieses Buch Ihr Leben beeinflusst hat, sondern helfen auch anderen potenziellen Lesern, fundierte Entscheidungen darüber zu treffen, ob dieses Buch das Richtige für sie ist.

Wenn Sie das „CKD Stage 3 and Diabetes Type 2 Cookbook" für wertvoll gehalten haben, würde ich Sie bitten, eine Bewertung auf Amazon abzugeben? Ihre Gedanken und Meinungen sind von großer Bedeutung, und Ihre Rezension könnte einen entscheidenden Unterschied dabei machen, anderen dabei zu helfen, die Vorteile dieses Buches zu entdecken.

Darüber hinaus lade ich Sie ein, mir als Autor auf Amazon zu folgen, um über zukünftige Veröffentlichungen, Sonderaktionen und exklusive Inhalte auf dem Laufenden zu bleiben. Ihre Unterstützung bedeutet mir sehr viel und ich bin bestrebt, weiterhin wertvolle Ressourcen bereitzustellen, um Sie auf Ihrem Weg zu optimaler Gesundheit und Wohlbefinden zu unterstützen.

Nochmals vielen Dank von ganzem Herzen für Ihre Unterstützung und dafür, dass Sie Teil dieser Community sind. Lassen Sie uns gemeinsam weiterhin einander auf unserem Weg zum Wohlbefinden inspirieren und stärken.

Scannen Sie diesen QR-Code mit Ihrer Kamera oder besuchen Sie amazon.com und suchen Sie nach dem Autorennamen „Lori J. Garcia".

HAUPTGERICHTSOPTIONEN

Gegrillter Lachs mit Zitronenkräutern

Portion für 1 Person. Zubereitungszeit: 10 Minuten. Kochzeit: 10 Minuten

---

Kalorien: 350 kcal Kohlenhydrate: 5 Gramm Ballaststoffe: 1 Gramm Protein: 30 Gramm Gesundes Fett: 25 Gramm

Zutaten:

- 6 Unzen. Lachsfilet
- 1 Esslöffel Olivenöl
- 1 Esslöffel frischer Zitronensaft
- 1 Teelöffel Zitronenschale
- 1 Knoblauchzehe, gehackt
- 1 Teelöffel getrocknete Kräuter (z. B. Dill, Thymian oder Rosmarin)
- Salz und Pfeffer nach Geschmack
- Zitronenscheiben zum Servieren (optional)
- Frische Petersilie zum Garnieren (optional)

Anweisungen:

1. Den Grill auf mittlere bis hohe Hitze vorheizen.
2. In einer kleinen Schüssel Olivenöl, frischen Zitronensaft, Zitronenschale, gehackten Knoblauch, getrocknete Kräuter, Salz und Pfeffer verrühren.
3. Legen Sie das Lachsfilet auf einen Teller, gießen Sie die Zitronen-Kräuter-Mischung darüber und verteilen Sie es gleichmäßig, bis es bedeckt ist.
4. Lassen Sie den Lachs 10 Minuten lang marinieren.
5. Das Lachsfilet auf jeder Seite 4–5 Minuten grillen, bis es gar und flockig ist.

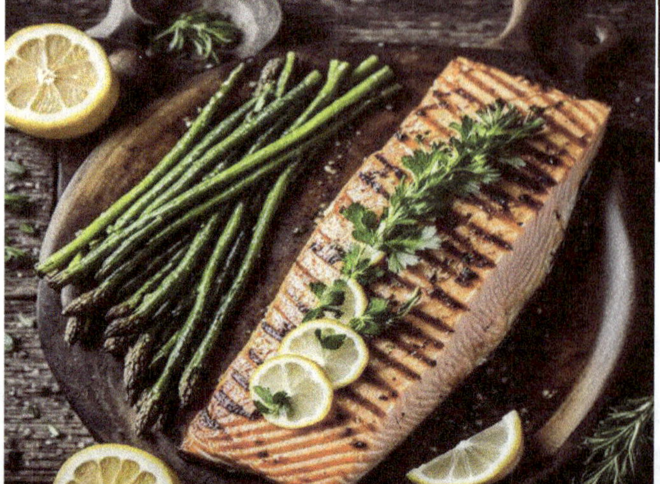

6. Vom Grill nehmen und einige Minuten ruhen lassen.

7. Heiß mit Zitronenscheiben servieren und nach Belieben mit frischer Petersilie garnieren.

Mit Balsamico glasierte Hähnchenbrust

Portion für 1 Person. Zubereitungszeit: 10 Minuten. Kochzeit: 20 Minuten

---

Kalorien: 320 kcal Kohlenhydrate: 10 Gramm Ballaststoffe: 1 Gramm Protein: 30 Gramm Gesundes Fett: 15 Gramm

Zutaten:

- 6 Unzen. Hühnerbrust
- 1 Esslöffel Olivenöl
- 2 Esslöffel Balsamico-Essig
- 1 Esslöffel Dijon-Senf
- 1 Knoblauchzehe, gehackt
- 1 Teelöffel getrocknete italienische Kräuter (wie Basilikum, Oregano oder Thymian)
- Salz und Pfeffer nach Geschmack
- Frische Basilikumblätter zum Garnieren (optional)

Anweisungen:

1. Heizen Sie den Ofen auf 400 °F (200 °C) vor.

2. In einer kleinen Schüssel Olivenöl, Balsamico-Essig, Dijon-Senf, gehackten Knoblauch, getrocknete italienische Kräuter, Salz und Pfeffer verrühren.

3. Legen Sie die Hähnchenbrust auf eine mit Backpapier ausgelegte Auflaufform.

4. Gießen Sie die Balsamico-Glasurmischung über die Hähnchenbrust und verteilen Sie sie gleichmäßig, um sie zu bedecken.

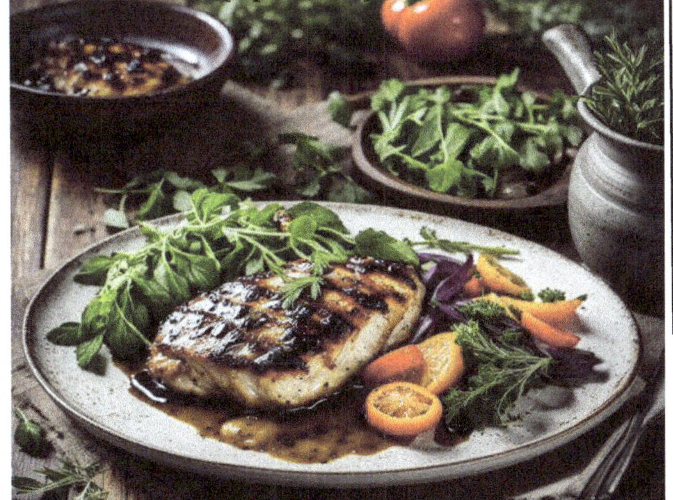

5. Im vorgeheizten Ofen 18–20 Minuten backen oder bis das Hähnchen gar ist und in der Mitte nicht mehr rosa ist.

6. Aus dem Ofen nehmen und einige Minuten ruhen lassen.

7. Heiß servieren und nach Belieben mit frischen Basilikumblättern garnieren.

Mit Knoblauch und Kräutern gebratenes Schweinefilet

Portion für 1 Person. Zubereitungszeit: 10 Minuten. Kochzeit: 25 Minuten

Kalorien: 300 kcal Kohlenhydrate: 2 Gramm Ballaststoffe: 0 Gramm Protein: 30 Gramm Gesundes Fett: 20 Gramm

Zutaten:

- 6 Unzen. Schweinefilet
- 1 Esslöffel Olivenöl
- 2 Knoblauchzehen, gehackt
- 1 Teelöffel getrocknete Kräuter (z. B. Rosmarin, Thymian oder Salbei)
- Salz und Pfeffer nach Geschmack
- Zitronenschnitze zum Servieren (optional)
- Frische Petersilie zum Garnieren (optional)

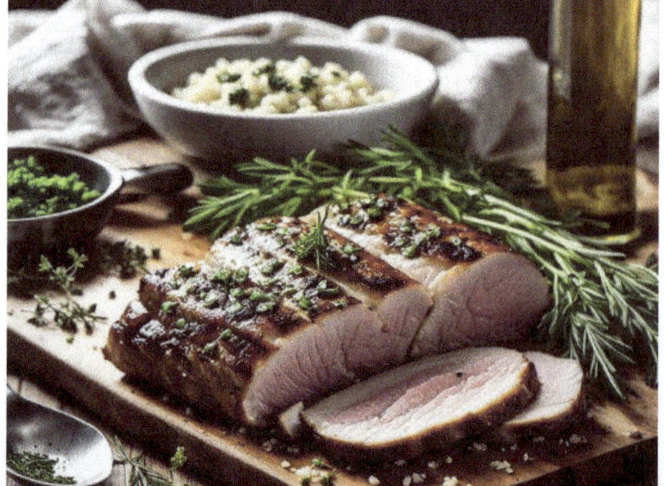

Anweisungen:

1. Heizen Sie den Ofen auf 400 °F (200 °C) vor.

2. In einer kleinen Schüssel Olivenöl, gehackten Knoblauch, getrocknete Kräuter, Salz und Pfeffer vermischen.

3. Reiben Sie die Knoblauch-Kräuter-Mischung über das Schweinefilet und bestreichen Sie es gleichmäßig.

4. Legen Sie das Schweinefilet auf ein mit Backpapier ausgelegtes Backblech.

5. Im vorgeheizten Ofen 20–25 Minuten braten, oder bis die Innentemperatur, gemessen mit einem Fleischthermometer, 63 °C (145 °F) erreicht.

6. Nehmen Sie das Schweinefleisch aus dem Ofen und lassen Sie es einige Minuten ruhen, bevor Sie es in Scheiben schneiden.

7. Heiß mit Zitronenschnitzen servieren und nach Belieben mit frischer Petersilie garnieren.

Rindfleisch-Gemüse-Pfanne

Portion für 1 Person. Zubereitungszeit: 15 Minuten. Kochzeit: 10 Minuten

---

Kalorien: 350 kcal Kohlenhydrate: 15 Gramm Ballaststoffe: 3 Gramm Protein: 25 Gramm

Gesundes Fett: 20 Gramm

Zutaten:

- 6 Unzen. Rinderfilet, in dünne Scheiben geschnitten
- 1 Tasse gemischtes Gemüse (wie Paprika, Erbsen, Karotten und Brokkoli), in Scheiben geschnitten
- 2 Knoblauchzehen, gehackt
- 1 Esslöffel natriumarme Sojasauce
- 1 Esslöffel Hoisinsauce
- 1 Esslöffel Olivenöl
- 1/2 Teelöffel geriebener Ingwer
- Sesamsamen zum Garnieren (optional)
- Geschnittene Frühlingszwiebeln zum Garnieren (optional)

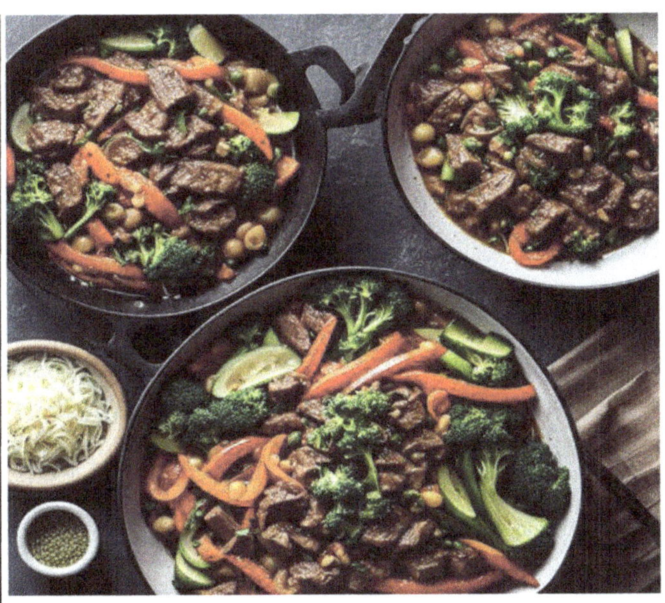

Anweisungen:

1. Olivenöl in einer großen Pfanne oder einem Wok bei mittlerer bis hoher Hitze erhitzen.

2. Gehackten Knoblauch und geriebenen Ingwer in die Pfanne geben und 1 Minute anbraten, bis es duftet.

3. Das geschnittene Rindfleisch in die Pfanne geben und unter Rühren 2-3 Minuten braten, bis es braun ist.

4. Schieben Sie das Rindfleisch auf eine Seite der Pfanne und geben Sie das gemischte Gemüse auf die andere Seite.

5. Das Gemüse unter Rühren 4-5 Minuten braten, bis es zart-knusprig ist.

6. In einer kleinen Schüssel natriumarme Sojasauce und Hoisinsauce verrühren.

7. Gießen Sie die Sauce über das Rindfleisch und das Gemüse in der Pfanne.

8. Mischen Sie alles zusammen, um es gleichmäßig zu verteilen.

9. Weitere 1-2 Minuten kochen lassen, bis es durchgeheizt ist.

10. Vom Herd nehmen und die Pfanne auf einen Servierteller geben.

11. Nach Belieben mit Sesamkörnern und geschnittenen Frühlingszwiebeln garnieren.

Gebackene Hähnchenschenkel mit Kräuterkruste

Portion für 1 Person. Zubereitungszeit: 10 Minuten. Kochzeit: 25 Minuten

Kalorien: 320 kcal Kohlenhydrate: 2 Gramm Ballaststoffe: 0 Gramm Protein: 30 Gramm Gesundes Fett: 22 Gramm

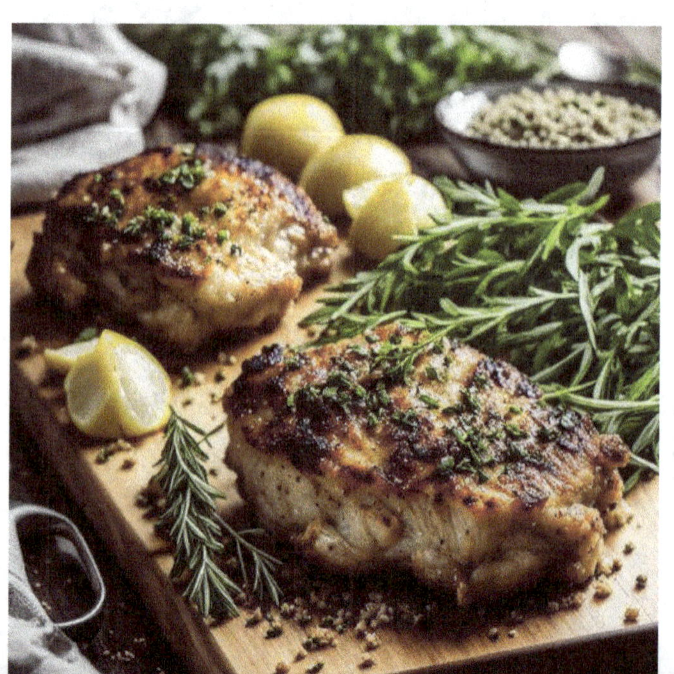

Zutaten:

- 2 Hähnchenschenkel, mit Knochen und Haut
- 1 Esslöffel Olivenöl
- 1 Knoblauchzehe, gehackt
- 1 Teelöffel getrocknete Kräuter (z. B. Thymian, Rosmarin oder Salbei)

- Salz und Pfeffer nach Geschmack
- Zitronenspalten zum Servieren (optional)
- Frische Petersilie zum Garnieren (optional)

1. Heizen Sie den Ofen auf 400 °F (200 °C) vor.
2. In einer kleinen Schüssel Olivenöl, gehackten Knoblauch, getrocknete Kräuter, Salz und Pfeffer vermischen.
3. Reiben Sie die Kräutermischung über die Hähnchenschenkel und bedecken Sie sie gleichmäßig.
4. Legen Sie die Hähnchenschenkel auf ein mit Backpapier ausgelegtes Backblech.
5. Im vorgeheizten Ofen 20–25 Minuten backen oder bis das Hähnchen gar ist und die Haut knusprig ist.
6. Aus dem Ofen nehmen und das Hähnchen einige Minuten ruhen lassen.
7. Heiß mit Zitronenschnitzen servieren und nach Belieben mit frischer Petersilie garnieren.

Gegrillte Gemüse- und Tofu-Spieße

Portion für 1 Person. Zubereitungszeit: 15 Minuten. Kochzeit: 10 Minuten

Kalorien: 280 kcal Kohlenhydrate: 15 Gramm Ballaststoffe: 5 Gramm Protein: 20 Gramm Gesundes Fett: 15 Gramm

Zutaten:

- 6 Unzen. extra fester Tofu, abgetropft und gewürfelt
- 1 Tasse gemischtes Gemüse (z. B. Kirschtomaten, Paprika, Zucchini und Pilze), in Stücke geschnitten
- 1 Esslöffel Olivenöl
- 1 Esslöffel Balsamico-Essig
- 1 Knoblauchzehe, gehackt
- 1/2 Teelöffel getrocknete italienische Kräuter (wie Basilikum, Oregano oder Thymian)

- Salz und Pfeffer nach Geschmack
- Zitronenspalten zum Servieren (optional)
- Frische Basilikumblätter zum Garnieren (optional)

1. Wenn Sie Holzspieße verwenden, weichen Sie diese mindestens 30 Minuten in Wasser ein, um ein Anbrennen zu vermeiden.
2. In einer Schüssel Olivenöl, Balsamico-Essig, gehackten Knoblauch, getrocknete italienische Kräuter, Salz und Pfeffer vermischen.
3. Die Tofuwürfel und das gemischte Gemüse abwechselnd mit den Zutaten auf die Spieße stecken.
4. Die Spieße mit der Mischung aus Olivenöl und Balsamico-Essig bestreichen und gleichmäßig damit bestreichen.
5. Heizen Sie den Grill oder die Grillpfanne bei mittlerer bis hoher Hitze vor.
6. Grillen Sie die Spieße auf jeder Seite 4–5 Minuten lang oder bis das Gemüse zart und der Tofu leicht gebräunt ist.
7. Vom Grill nehmen und etwas abkühlen lassen.

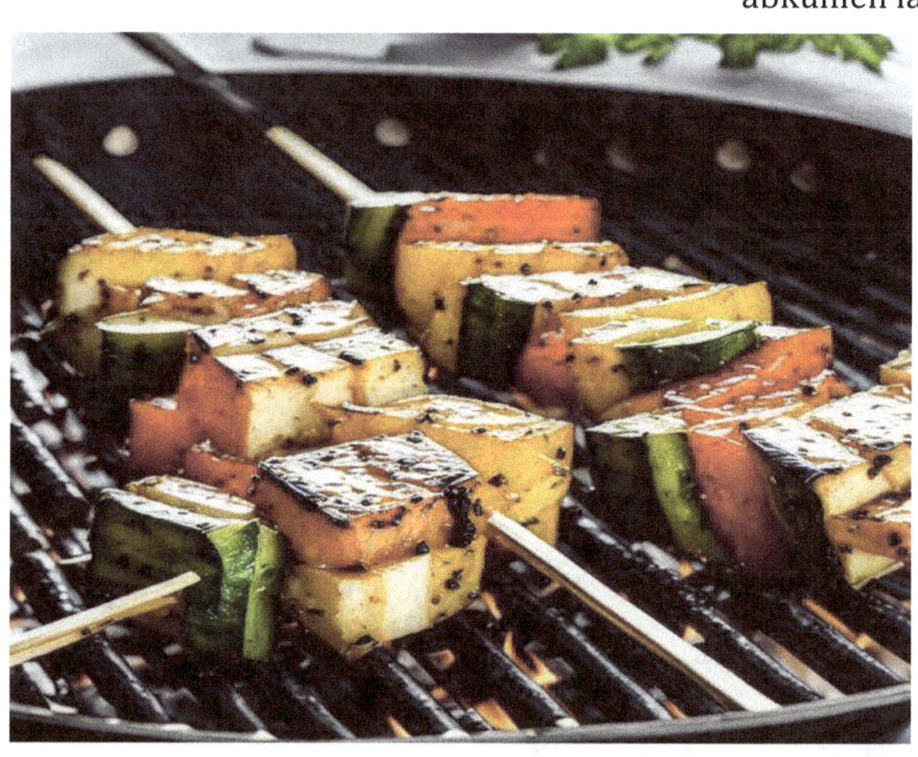

Knoblauchgarnelen mit Quinoa

Portion für 1 Person. Zubereitungszeit: 10 Minuten. Kochzeit: 15 Minuten

---

Kalorien: 350 kcal Kohlenhydrate: 30 Gramm Ballaststoffe: 4 Gramm Protein: 25 Gramm Gesundes Fett: 15 Gramm

Zutaten:

- 6 Unzen. Garnelen, geschält und entdarmt
- 1/2 Tasse Quinoa, abgespült
- 1 Tasse natriumarme Hühner- oder Gemüsebrühe
- 2 Knoblauchzehen, gehackt
- 1 Esslöffel Olivenöl
- 1 Esslöffel Zitronensaft
- 1 Teelöffel Zitronenschale
- Salz und Pfeffer nach Geschmack
- Frische Petersilie zum Garnieren (optional)

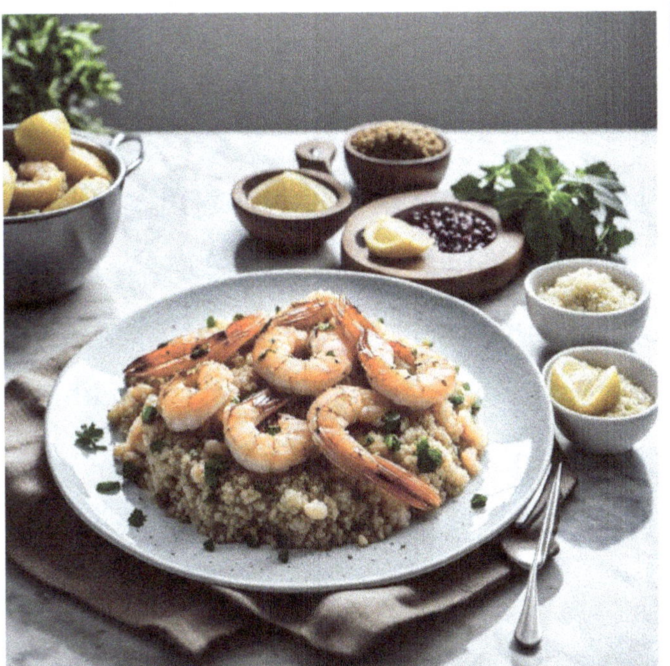

Anweisungen:

1. In einem mittelgroßen Topf die Hühner- oder Gemüsebrühe zum Kochen bringen.

2. Quinoa in die kochende Brühe geben, Hitze reduzieren, abdecken und 15 Minuten köcheln lassen, bis das Quinoa gar ist und die Flüssigkeit aufgesogen ist.

3. Während Quinoa kocht, Olivenöl in einer Pfanne bei mittlerer Hitze erhitzen.

4. Gehackten Knoblauch in die Pfanne geben und 1–2 Minuten anbraten, bis er duftet.

5. Garnelen in die Pfanne geben und auf jeder Seite 2-3 Minuten braten, bis sie rosa und durchgegart sind.

6. Garnelen mit Zitronensaft, Zitronenschale, Salz und Pfeffer würzen.

7. Den gekochten Quinoa mit einer Gabel auflockern und auf einen Teller verteilen.

8. Gekochte Knoblauchgarnelen auf dem Quinoa anrichten.

9. Nach Belieben mit frischer Petersilie garnieren.

Gebackener Auberginen-Parmesan

Portion für 1 Person. Zubereitungszeit: 20 Minuten. Kochzeit: 30 Minuten

---

Kalorien: 380 kcal Kohlenhydrate: 25 Gramm Ballaststoffe: 7 Gramm Protein: 15 Gramm Gesundes Fett: 20 Gramm

Zutaten:

- 1 kleine Aubergine, in 1/2-Zoll-Runden geschnitten
- 1/2 Tasse Marinara-Sauce (natriumarm)
- 1/4 Tasse geriebener Parmesankäse
- 1/4 Tasse geriebener Mozzarella-Käse
- 1/4 Tasse Vollkorn-Semmelbrösel
- 1 Esslöffel Olivenöl
- 1 Teelöffel getrocknete italienische Kräuter (wie Basilikum, Oregano oder Thymian)
- Salz und Pfeffer nach Geschmack
- Frische Basilikumblätter zum Garnieren (optional)

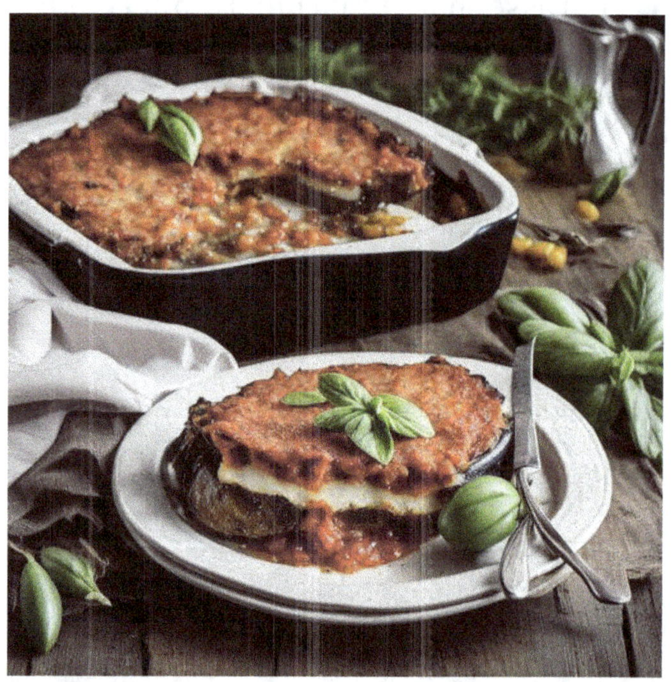

Anweisungen:

1. Heizen Sie den Ofen auf 400 °F (200 °C) vor.

2. Auberginenscheiben auf ein mit Backpapier ausgelegtes Backblech legen.

3. Olivenöl über die Auberginenscheiben träufeln und mit getrockneten italienischen Kräutern, Salz und Pfeffer würzen.

4. Im vorgeheizten Ofen 15 Minuten backen, dabei nach der Hälfte der Zeit wenden, bis die Auberginen weich sind.

5. Aus dem Ofen nehmen und die Ofentemperatur auf 175 °C (350 °F) reduzieren.

6. Jede Auberginenscheibe mit Marinara-Sauce bestreichen.

7. Streuen Sie geriebenen Parmesankäse, geriebenen Mozzarella-Käse und Vollkorn-Semmelbrösel über die Marinara-Sauce.

8. Zurück in den Ofen und weitere 10–15 Minuten backen, oder bis der Käse geschmolzen ist und Blasen bildet.

9. Aus dem Ofen nehmen und etwas abkühlen lassen.

10. Nach Belieben mit frischen Basilikumblättern garnieren.

11. Heiß servieren und diesen köstlichen gebackenen Auberginen-Parmesan genießen.

Gegrillte Hähnchenbrust mit Zitronen-Knoblauch-Kräutern

Portion für 1 Person. Zubereitungszeit: 10 Minuten. Kochzeit: 15 Minuten

---

Kalorien: 320 kcal Kohlenhydrate: 2 Gramm Ballaststoffe: 0 Gramm Protein: 30 Gramm Gesundes Fett: 20 Gramm

Zutaten:

- 6 Unzen. Hühnerbrust
- 1 Esslöffel Olivenöl
- 1 Esslöffel frischer Zitronensaft
- 1 Knoblauchzehe, gehackt
- 1 Teelöffel Zitronenschale
- 1 Teelöffel getrocknete Kräuter (wie Rosmarin, Thymian oder Oregano)
- Salz und Pfeffer nach Geschmack
- Zitronenscheiben zum Servieren (optional)
- Frische Petersilie zum Garnieren (optional)

1. In einer kleinen Schüssel Olivenöl, frischen Zitronensaft, gehackten Knoblauch, Zitronenschale, getrocknete Kräuter, Salz und Pfeffer verrühren.

2. Legen Sie die Hähnchenbrust in eine flache Schüssel, gießen Sie die Zitronen-Kräuter-Mischung darüber und drehen Sie sie, bis sie gleichmäßig bedeckt ist.

3. Lassen Sie das Hähnchen mindestens 30 Minuten im Kühlschrank marinieren.

4. Den Grill auf mittlere bis hohe Hitze vorheizen.

5. Nehmen Sie die Hähnchenbrust aus der Marinade und entsorgen Sie überschüssige Marinade.

6. Grillen Sie die Hähnchenbrust auf jeder Seite 6–7 Minuten lang oder bis sie gar ist und in der Mitte nicht mehr rosa ist.

7. Vom Grill nehmen und einige Minuten ruhen lassen.

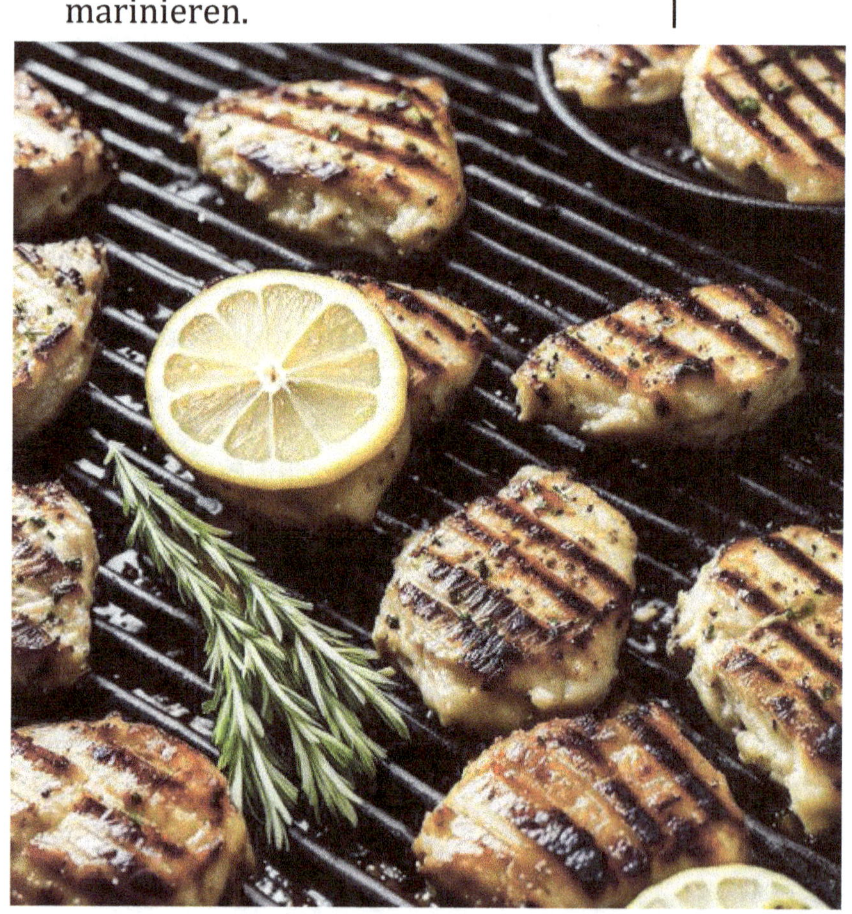

Mit Truthahn und Quinoa gefüllte Paprika

Portion für 1 Person. Zubereitungszeit: 15 Minuten. Kochzeit: 35 Minuten

---

Kalorien: 350 kcal Kohlenhydrate: 30 Gramm Ballaststoffe: 6 Gramm Protein: 25 Gramm Gesundes Fett: 15 Gramm

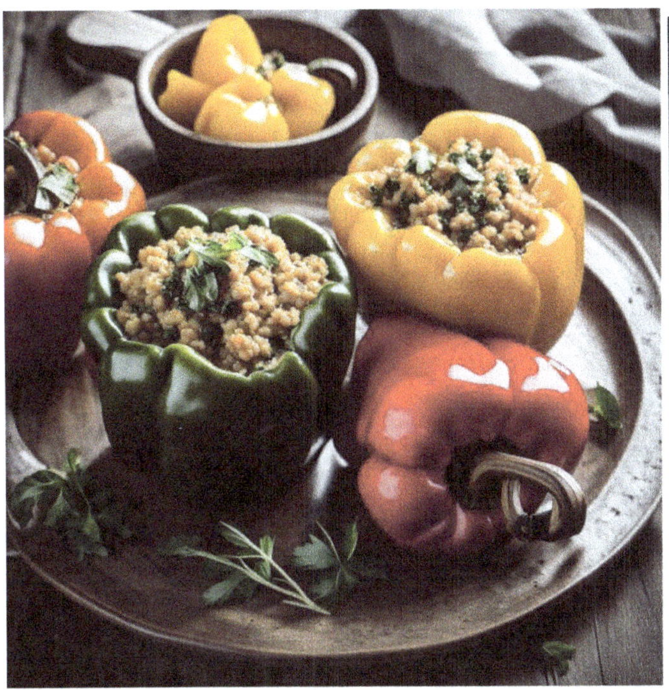

- 1 Paprika (beliebige Farbe), halbiert und entkernt
- 1/2 Tasse gekochte Quinoa
- 4 Unzen. Magerer Truthahn
- 1/4 Tasse gewürfelte Tomaten
- 1/4 Tasse gewürfelte Zwiebel
- 1/4 Tasse schwarze Bohnen, abgetropft und abgespült

- 1/4 Teelöffel gemahlener Kreuzkümmel
- 1/4 Teelöffel Chilipulver
- Salz und Pfeffer nach Geschmack
- 1 Esslöffel geriebener Cheddar-Käse
- Frischer Koriander zum Garnieren (optional)

1. Heizen Sie den Ofen auf 375 °F (190 °C) vor.
2. In einer Pfanne bei mittlerer Hitze das Putenhackfleisch anbraten, bis es braun und durchgegart ist, und es dann mit einem Löffel auseinanderbrechen.
3. Gewürfelte Zwiebeln in die Pfanne geben und kochen, bis sie weich sind.
4. Gewürfelte Tomaten, schwarze Bohnen, gekochte Quinoa,

gemahlenen Kreuzkümmel, Chilipulver, Salz und Pfeffer unterrühren. Weitere 2-3 Minuten kochen lassen.

5. Jede Paprikahälfte mit der Puten-Quinoa-Mischung füllen.

6. Die gefüllten Paprikaschoten in eine Auflaufform geben.

7. Belegen Sie jede gefüllte Paprika mit geriebenem Cheddar-Käse.

8. Die Auflaufform mit Alufolie abdecken und im vorgeheizten Backofen 25–30 Minuten backen.

9. Entfernen Sie die Folie und backen Sie weitere 5 Minuten oder bis der Käse geschmolzen ist und Blasen bildet.

10. Nach Belieben mit frischem Koriander garnieren.

11. Heiß servieren und diese würzigen, mit Truthahn und Quinoa gefüllten Paprikaschoten genießen.

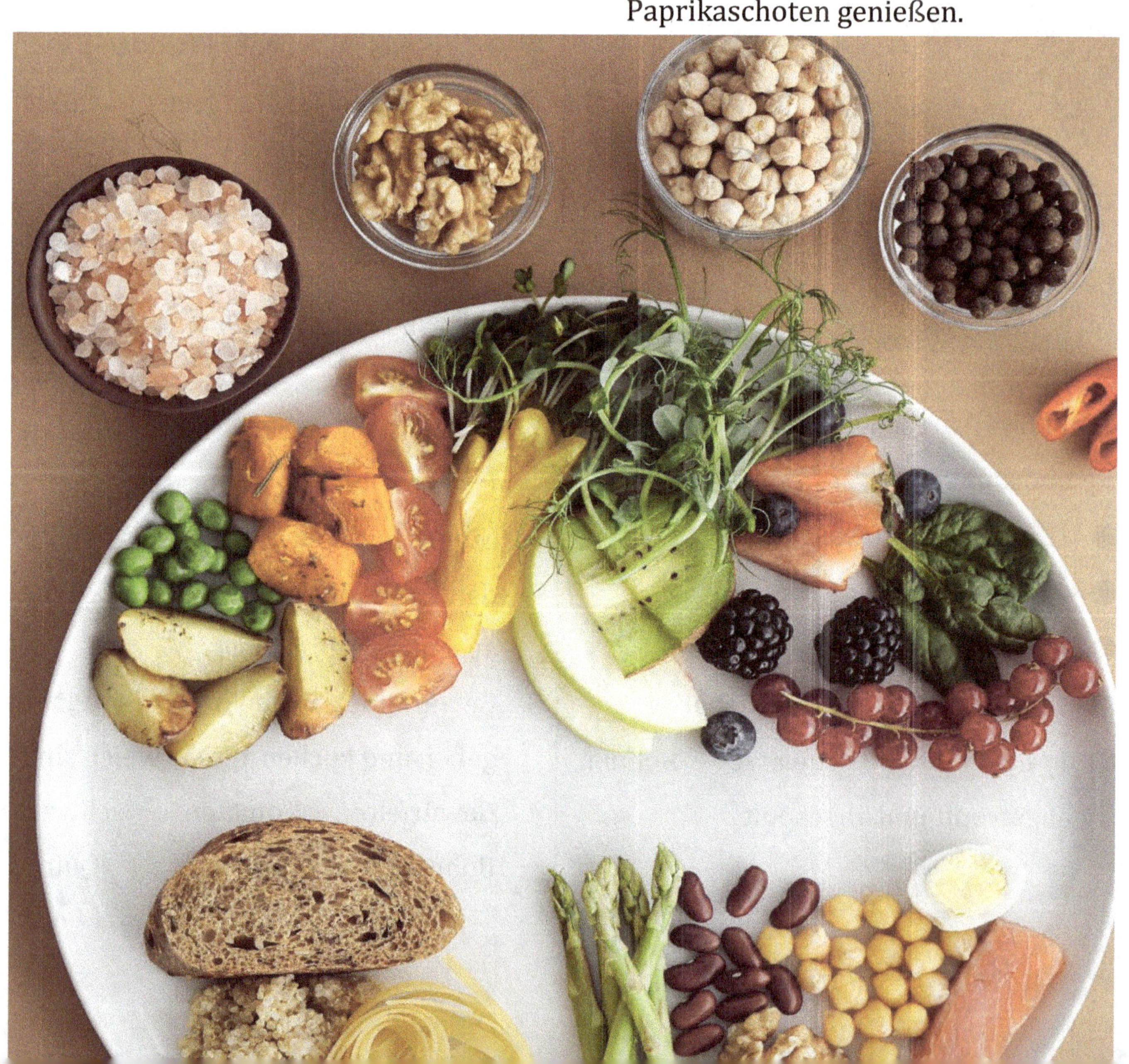

Eintopf- und Suppenrezepte

Linsen- und Gemüsesuppe

Portion für 1 Person. Zubereitungszeit: 15 Minuten. Kochzeit: 30 Minuten

---

Kalorien: 300 kcal Kohlenhydrate: 45 Gramm Ballaststoffe: 12 Gramm Protein: 15 Gramm Gesundes Fett: 8 Gramm

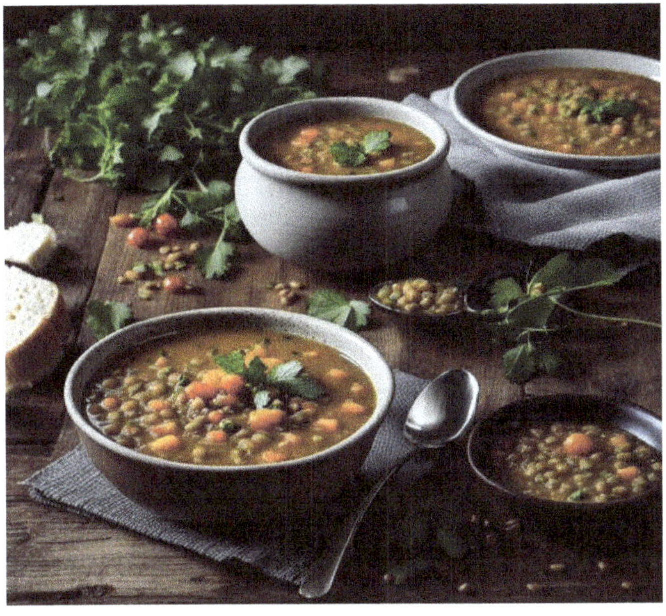

Zutaten:

- 1/4 Tasse trockene grüne Linsen, abgespült und abgetropft
- 1 Tasse natriumarme Gemüsebrühe
- 1/2 Tasse Wasser
- 1/2 Tasse gewürfelte Tomaten
- 1/4 Tasse gehackte Karotten
- 1/4 Tasse gehackter Sellerie
- 1/4 Tasse gehackte Zwiebel
- 1 Knoblauchzehe, gehackt
- 1/2 Teelöffel getrockneter Thymian
- Salz und Pfeffer nach Geschmack
- 1 Esslöffel Olivenöl
- Frische Petersilie zum Garnieren (optional)

Anweisungen:

1. In einem mittelgroßen Topf Olivenöl bei mittlerer Hitze erhitzen.
2. Gehackten Knoblauch, gehackte Zwiebeln, gehackte Karotten und gehackten Sellerie in den Topf geben. 5 Minuten kochen, bis das Gemüse weich ist.
3. Getrockneten Thymian, Salz und Pfeffer unterrühren.

4. Gespülte Linsen, gewürfelte Tomaten, Gemüsebrühe und Wasser in den Topf geben. Zum Kochen bringen.

5. Reduzieren Sie die Hitze auf eine niedrige Stufe, decken Sie sie ab und lassen Sie sie 20–25 Minuten köcheln, bis die Linsen weich sind.

6. Abschmecken und bei Bedarf nachwürzen.

7. Die Suppe in eine Schüssel füllen und nach Belieben mit frischer Petersilie garnieren.

8. Heiß servieren und diese herzhafte Linsen-Gemüse-Suppe genießen.

Hühner- und Gemüseeintopf

Portion für 1 Person. Zubereitungszeit: 20 Minuten. Kochzeit: 40 Minuten

---

Kalorien: 350 kcal Kohlenhydrate: 20 Gramm Ballaststoffe: 5 Gramm Protein: 30 Gramm Gesundes Fett: 12 Gramm

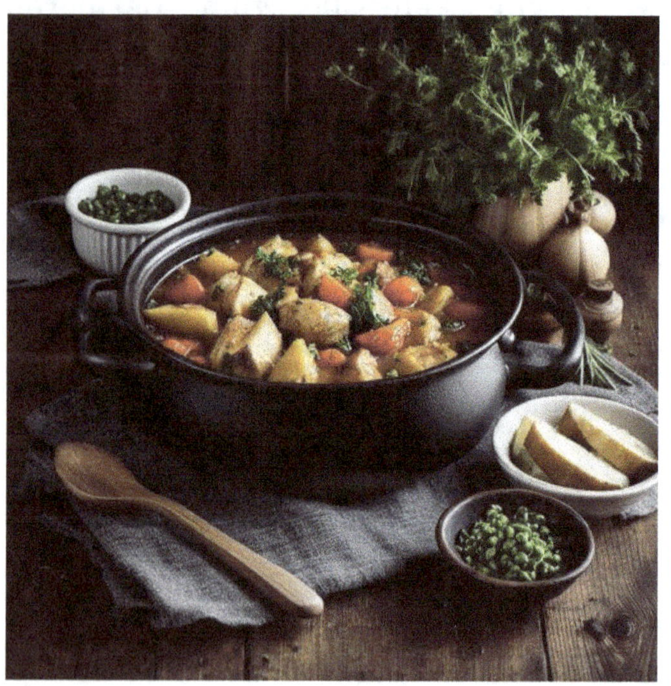

Zutaten:

- 6 Unzen. Hähnchenbrust, in mundgerechte Stücke schneiden
- 1 Tasse natriumarme Hühnerbrühe
- 1/2 Tasse Wasser
- 1/2 Tasse gehackte Tomaten
- 1/4 Tasse gehackte Karotten
- 1/4 Tasse gehackter Sellerie
- 1/4 Tasse gehackte Zwiebel
- 1 Knoblauchzehe, gehackt
- 1/2 Teelöffel getrockneter Thymian
- Salz und Pfeffer nach Geschmack
- 1 Esslöffel Olivenöl
- Frische Petersilie zum Garnieren (optional)

1. In einem großen Topf Olivenöl bei mittlerer Hitze erhitzen.

2. Gehackten Knoblauch, gehackte Zwiebeln, gehackte Karotten und gehackten Sellerie in den Topf geben. 5 Minuten kochen, bis das Gemüse weich ist.

3. Getrockneten Thymian, Salz und Pfeffer unterrühren.

4. Hähnchenbruststücke in den Topf geben und anbraten, bis sie von allen Seiten gebräunt sind.

5. Mit natriumarmer Hühnerbrühe und Wasser aufgießen. Zum Kochen bringen.

6. Reduzieren Sie die Hitze auf eine niedrige Stufe, decken Sie das Ganze ab und lassen Sie es 30 Minuten köcheln, bis das Hähnchen gar ist und das Gemüse zart ist.

7. Abschmecken und bei Bedarf nachwürzen.

8. Den Eintopf in eine Schüssel geben und nach Belieben mit frischer Petersilie garnieren.

9. Heiß servieren und diesen wohltuenden Hühnchen-Gemüse-Eintopf genießen.

Minestrone-Suppe

Portion für 1 Person. Zubereitungszeit: 15 Minuten. Kochzeit: 30 Minuten

---

Kalorien: 320 kcal Kohlenhydrate: 55 Gramm Ballaststoffe: 12 Gramm Protein: 10 Gramm Gesundes Fett: 5 Gramm

- 2 Tassen natriumarme Gemüsebrühe
- 1/2 Tasse gewürfelte Tomaten
- 1/4 Tasse gewürfelte Karotten
- 1/4 Tasse gewürfelter Sellerie
- 1/4 Tasse gewürfelte Zwiebel
- 1/2 Tasse gekochte kleine Nudeln (z. B. Makkaroni oder Penne)
- 1/4 Tasse Kidneybohnen aus der Dose, abgetropft und abgespült

- 1/4 Tasse gehackter Spinat oder Grünkohl
- 1 Knoblauchzehe, gehackt
- 1/2 Teelöffel getrocknete italienische Kräuter (wie Basilikum, Oregano oder Thymian)
- Salz und Pfeffer nach Geschmack
- 1 Esslöffel Olivenöl
- Geriebener Parmesan zum Garnieren (optional)

Anweisungen:

1. In einem großen Topf Olivenöl bei mittlerer Hitze erhitzen.
2. Gewürfelte Karotten, gewürfelter Sellerie, gewürfelte Zwiebeln und gehackten Knoblauch in den Topf geben. 5–7 Minuten kochen, bis das Gemüse weich ist.
3. Mit Gemüsebrühe und Tomatenwürfeln aufgießen.
4. Gekochte Nudeln, Kidneybohnen, gehackten Spinat oder Grünkohl, getrocknete italienische Kräuter, Salz und Pfeffer unterrühren.
5. Die Suppe zum Kochen bringen, dann die Hitze reduzieren und unter gelegentlichem Rühren 20–25 Minuten köcheln lassen.
6. Abschmecken und bei Bedarf nachwürzen.
7. Heiß servieren, nach Belieben mit geriebenem Parmesankäse garniert.

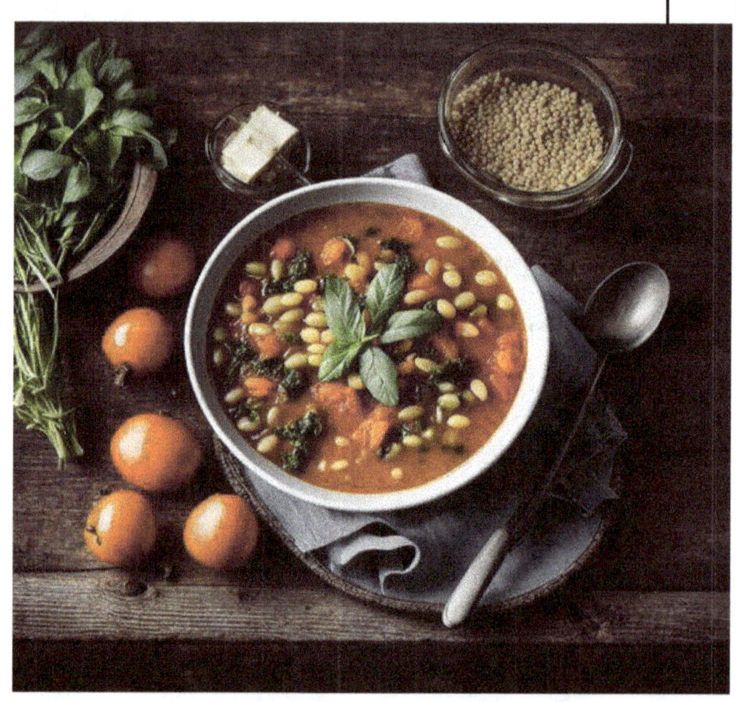

Rindfleisch-Gersten-Eintopf

Portion für 1 Person. Zubereitungszeit: 20 Minuten. Kochzeit: 1 Stunde

---

Kalorien: 380 kcal Kohlenhydrate: 40 Gramm Ballaststoffe: 8 Gramm Protein: 25 Gramm Gesundes Fett: 15 Gramm

Zutaten:

- 4 Unzen. mageres Rindereintopffleisch, gewürfelt
- 2 Tassen natriumarme Rinderbrühe
- 1/4 Tasse gewürfelte Karotten
- 1/4 Tasse gewürfelter Sellerie
- 1/4 Tasse gewürfelte Zwiebel
- 1/4 Tasse Graupen, abgespült
- 1/2 Tasse gewürfelte Tomaten
- 1 Knoblauchzehe, gehackt
- 1/2 Teelöffel getrockneter Thymian
- Salz und Pfeffer nach Geschmack
- 1 Esslöffel Olivenöl

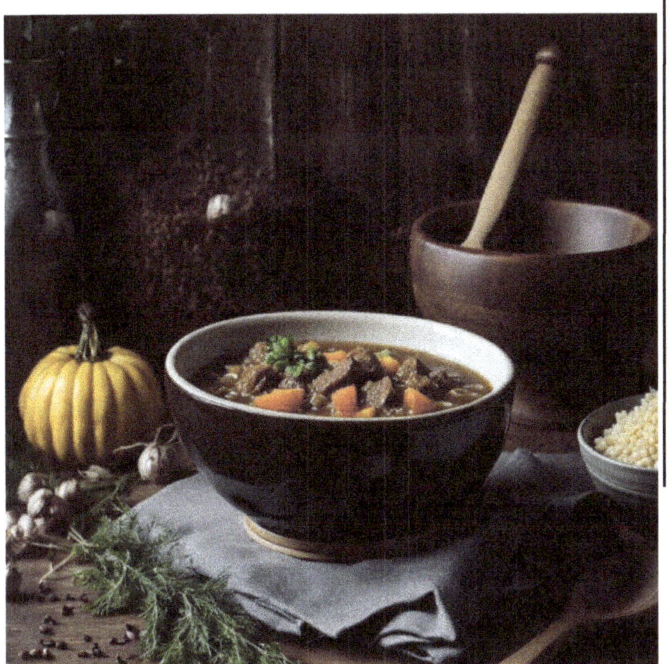

Anweisungen:

1. In einem großen Topf Olivenöl bei mittlerer Hitze erhitzen.

2. Gewürfeltes Rinderschmorfleisch in den Topf geben und anbraten, bis es von allen Seiten gebräunt ist.

3. Gewürfelte Karotten, gewürfelter Sellerie, gewürfelte Zwiebeln und gehackten Knoblauch in den Topf geben. 5–7 Minuten kochen, bis das Gemüse weich ist.

4. Mit der Rinderbrühe und den Tomatenwürfeln aufgießen.

5. Graupen, getrockneten Thymian, Salz und Pfeffer unterrühren.

6. Bringen Sie den Eintopf zum Kochen, reduzieren Sie dann die Hitze auf eine niedrige Stufe und lassen Sie ihn 45–60 Minuten lang köcheln, oder bis das Rindfleisch zart und die Gerste gar ist, dabei gelegentlich umrühren.

7. Abschmecken und bei Bedarf nachwürzen.

8. Heiß servieren und diesen herzhaften Rindfleisch-Gersten-Eintopf genießen.

Spinat- und weiße Bohnensuppe

Portion für 1 Person. Zubereitungszeit: 10 Minuten. Kochzeit: 25 Minuten

---

Kalorien: 280 kcal Kohlenhydrate: 40 Gramm Ballaststoffe: 10 Gramm Protein: 15 Gramm Gesundes Fett: 5 Gramm

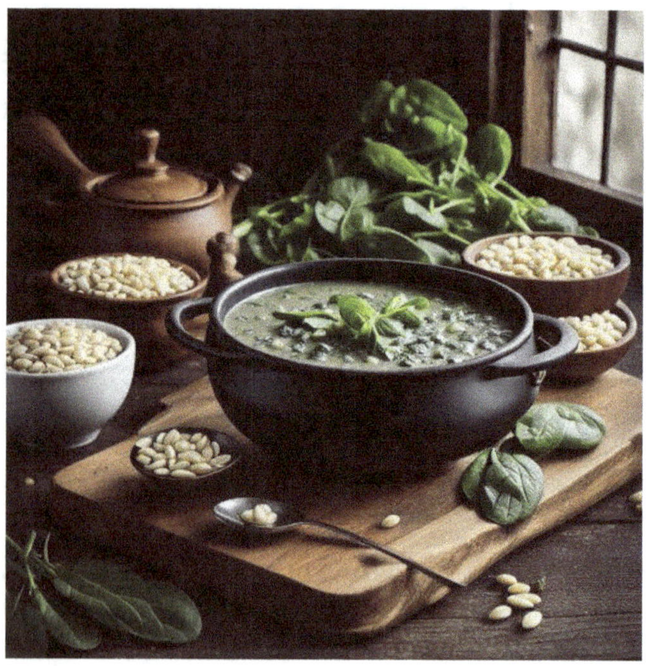

- 1/2 Teelöffel getrocknete italienische Kräuter (wie Basilikum, Oregano oder Thymian)
- Salz und Pfeffer nach Geschmack
- 1 Esslöffel Olivenöl
- Geriebener Parmesan zum Garnieren (optional)

Anweisungen:

1. In einem großen Topf Olivenöl bei mittlerer Hitze erhitzen.

2. Gewürfelte Zwiebeln und gehackten Knoblauch in den Topf geben. 2-3 Minuten kochen, bis es weich ist und duftet.

3. Mit der Gemüsebrühe aufgießen und zum Kochen bringen.

Zutaten:

- 2 Tassen natriumarme Gemüsebrühe
- 1/2 Tasse weiße Bohnen aus der Dose, abgetropft und abgespült
- 1 Tasse gehackter Spinat
- 1/4 Tasse gewürfelte Zwiebel
- 1 Knoblauchzehe, gehackt

4. Weiße Bohnen aus der Dose und getrocknete italienische Kräuter in den Topf geben. 10–15 Minuten kochen lassen, damit sich die Aromen vermischen.

5. Gehackten Spinat einrühren und weitere 5 Minuten kochen, bis der Spinat zusammengefallen ist.

6. Mit Salz und Pfeffer abschmecken.

7. Heiß servieren, nach Wunsch mit geriebenem Parmesankäse garniert.

Marokkanischer Kichererbseneintopf

Portion für 1 Person. Zubereitungszeit: 15 Minuten. Kochzeit: 35 Minuten

---

Kalorien: 320 kcal Kohlenhydrate: 50 Gramm Ballaststoffe: 15 Gramm Protein: 12 Gramm Gesundes Fett: 10 Gramm

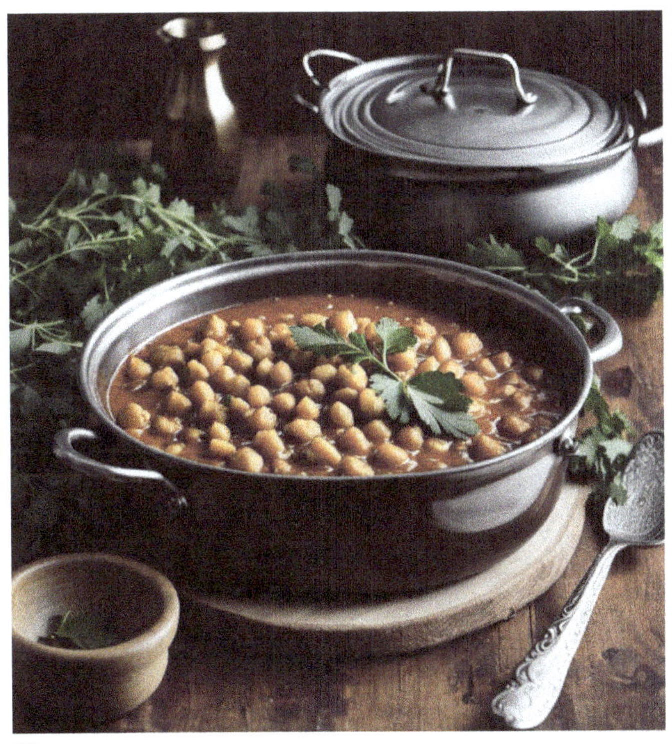

Zutaten:

- 2 Tassen natriumarme Gemüsebrühe
- 1/2 Tasse Kichererbsen aus der Dose, abgetropft und abgespült
- 1/4 Tasse gewürfelte Tomaten
- 1/4 Tasse gewürfelte Karotten
- 1/4 Tasse gewürfelte Zucchini
- 1/4 Tasse gewürfelte Zwiebel
- 1 Knoblauchzehe, gehackt
- 1/2 Teelöffel gemahlener Kreuzkümmel
- 1/2 Teelöffel gemahlener Koriander
- 1/4 Teelöffel gemahlener Zimt
- Salz und Pfeffer nach Geschmack
- 1 Esslöffel Olivenöl
- Frischer Koriander zum Garnieren (optional)

1. In einem großen Topf Olivenöl bei mittlerer Hitze erhitzen.

2. Gewürfelte Zwiebeln und gehackten Knoblauch in den Topf geben. 2-3 Minuten kochen, bis es weich ist und duftet.

3. Mit der Gemüsebrühe aufgießen und zum Kochen bringen.

4. Kichererbsen aus der Dose, gewürfelte Tomaten, gewürfelte Karotten, gewürfelte Zucchini, gemahlenen Kreuzkümmel, gemahlenen Koriander und gemahlenen Zimt in den Topf geben. 25–30 Minuten kochen lassen, bis das Gemüse weich ist.

5. Mit Salz und Pfeffer abschmecken.

6. Heiß servieren, nach Wunsch mit frischem Koriander garniert.

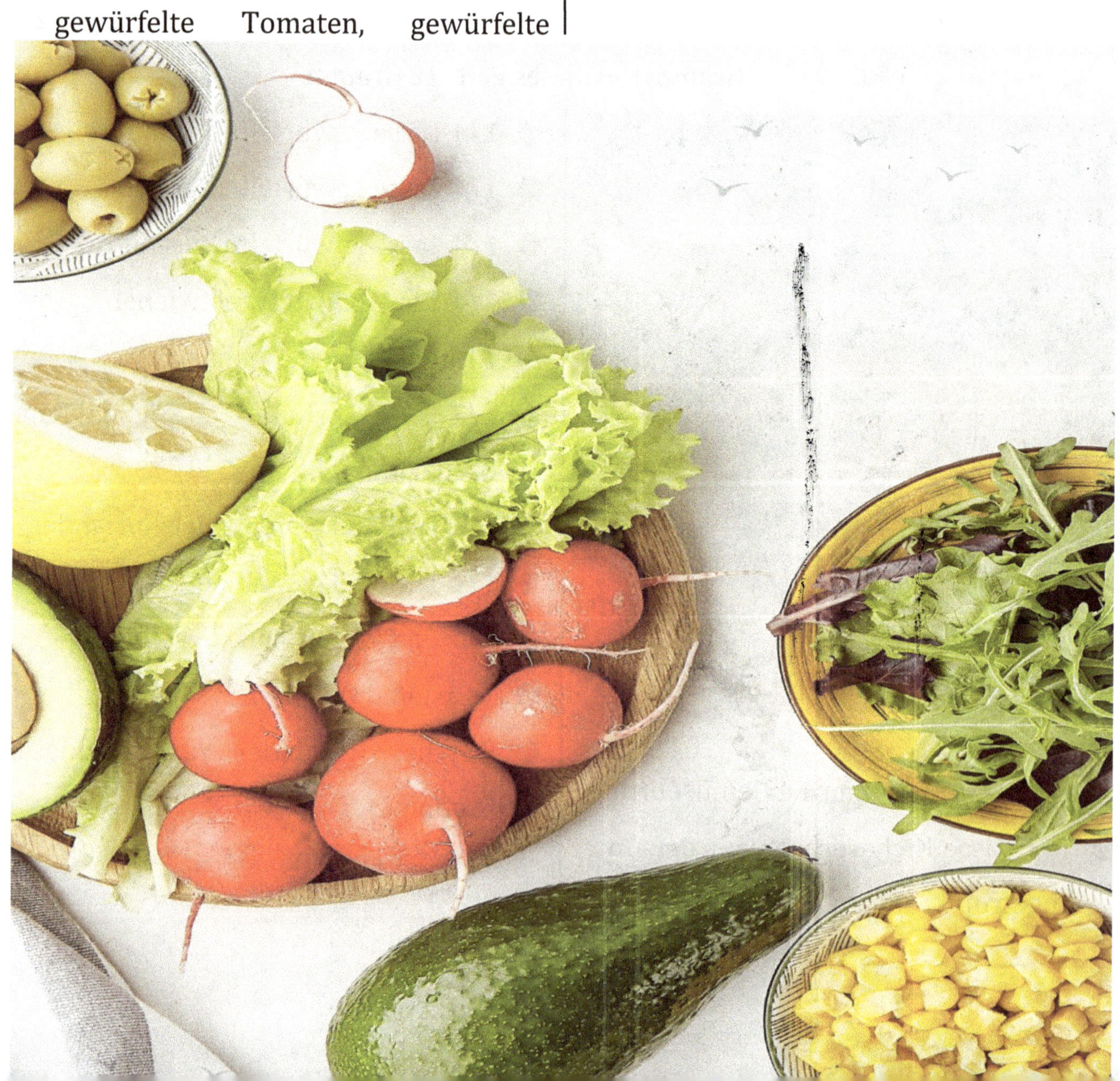

SALATREZEPTE

Gegrillter Hähnchen-Avocado-Salat

Portion für 1 Person. Zubereitungszeit: 15 Minuten

Kalorien: 350 kcal Kohlenhydrate: 15 Gramm Ballaststoffe: 7 Gramm Protein: 30 Gramm Gesundes Fett: 20 Gramm

Zutaten:

- 4 Unzen. gegrillte Hähnchenbrust, in Scheiben geschnitten
- 1 Tasse gemischter Salat (Spinat, Rucola, Salat)
- 1/4 Avocado, in Scheiben geschnitten
- 1/4 Tasse Kirschtomaten, halbiert
- 1/4 Tasse Gurke, in Scheiben geschnitten
- 1 Esslöffel Olivenöl
- 1 Esslöffel Balsamico-Essig
- Salz und Pfeffer nach Geschmack
- Frische Basilikumblätter zum Garnieren (optional)

Anweisungen:

1. In einer großen Schüssel den gemischten Salat, die Avocadoscheiben, die Kirschtomaten und die Gurke vermischen.
2. Die gegrillten Hähnchenbrustscheiben auf den Salat legen.
3. In einer kleinen Schüssel Olivenöl, Balsamico-Essig, Salz und Pfeffer verrühren, um das Dressing herzustellen.
4. Das Dressing über den Salat träufeln.
5. Vorsichtig umrühren, um alle Zutaten gleichmäßig zu bedecken.
6. Nach Belieben mit frischen Basilikumblättern garnieren.

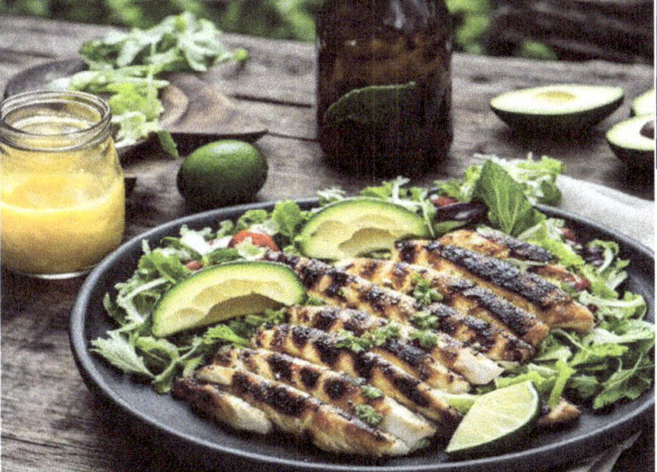

Quinoa-Kichererbsen-Salat

Portion für 1 Person. Zubereitungszeit: 20 Minuten

Kalorien: 320 kcal Kohlenhydrate: 45 Gramm Ballaststoffe: 10 Gramm Protein: 12 Gramm Gesundes Fett: 10 Gramm

Zutaten:

- 1/2 Tasse gekochte Quinoa, abgekühlt
- 1/4 Tasse Kichererbsen aus der Dose, abgetropft und abgespült
- 1/4 Tasse gewürfelte Gurke
- 1/4 Tasse gewürfelte Paprika (jede Farbe)
- 2 Esslöffel gehackte frische Petersilie
- 1 Esslöffel Zitronensaft
- 1 Esslöffel Olivenöl
- 1/4 Teelöffel gemahlener Kreuzkümmel
- Salz und Pfeffer nach Geschmack
- Zitronenschnitze zum Servieren (optional)

Anweisungen:

1. In einer großen Schüssel gekochtes Quinoa, Kichererbsen, Gurkenwürfel, Paprikawürfel und gehackte frische Petersilie vermischen.
2. In einer kleinen Schüssel Zitronensaft, Olivenöl, gemahlenen Kreuzkümmel, Salz und Pfeffer verrühren, um das Dressing herzustellen.
3. Das Dressing über den Quinoa-Salat träufeln.
4. Vorsichtig umrühren, um alle Zutaten gleichmäßig zu bedecken.
5. Den Salat in einer Schüssel servieren.
6. Nach Belieben mit Zitronenspalten garnieren.
7. Sofort servieren oder zur späteren Verwendung im Kühlschrank aufbewahren.

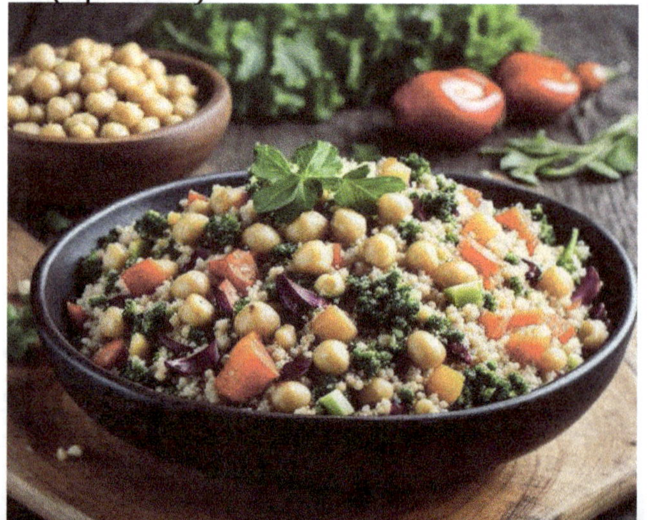

8. Genießen Sie diesen aromatischen und nährstoffreichen Quinoa-Kichererbsen-Salat als gesunde Mahlzeit.

Lachs-Spinat-Salat mit Zitronen-Dijon-Dressing

Portion für 1 Person. Zubereitungszeit: 20 Minuten

Kalorien: 380 kcal Kohlenhydrate: 10 Gramm Ballaststoffe: 4 Gramm Protein: 30 Gramm Gesundes Fett: 25 Gramm

Zutaten:

- 4 Unzen. gegrilltes oder gebackenes Lachsfilet
- 2 Tassen frische Spinatblätter
- 1/4 Tasse Kirschtomaten, halbiert
- 1/4 Tasse geschnittene Gurke
- 1/4 Avocado, in Scheiben geschnitten
- 1 Esslöffel Olivenöl
- 1 Esslöffel frischer Zitronensaft
- 1 Teelöffel Dijon-Senf
- Salz und Pfeffer nach Geschmack
- Frischer Dill zum Garnieren (optional)

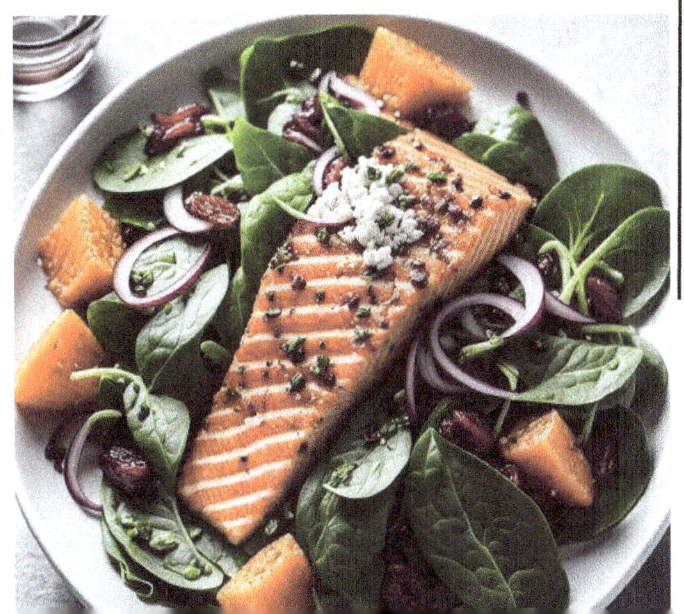

Anweisungen:

1. In einer großen Schüssel frische Spinatblätter, Kirschtomaten, Gurkenscheiben und Avocadoscheiben vermischen.
2. Legen Sie das gegrillte oder gebackene Lachsfilet auf den Salat.
3. In einer kleinen Schüssel Olivenöl, frischen Zitronensaft, Dijon-Senf, Salz und Pfeffer verrühren, um das Dressing herzustellen.
4. Das Dressing über den Salat träufeln.
5. Vorsichtig umrühren, um alle Zutaten gleichmäßig zu bedecken.
6. Nach Belieben mit frischem Dill garnieren.
7. Sofort servieren und diesen nahrhaften und aromatischen Lachs-Spinat-Salat genießen.

Mediterraner Kichererbsensalat

Portion für 1 Person. Zubereitungszeit: 15 Minuten

Kalorien: 330 kcal Kohlenhydrate: 45 Gramm Ballaststoffe: 12 Gramm Protein: 15 Gramm Gesundes Fett: 10 Gramm

Zutaten:

- 1/2 Tasse Kichererbsen aus der Dose, abgetropft und abgespült
- 1/4 Tasse gewürfelte Gurke
- 1/4 Tasse gewürfelte Paprika (jede Farbe)
- 1/4 Tasse halbierte Kirschtomaten
- 2 Esslöffel gewürfelte rote Zwiebel
- 2 Esslöffel gehackte frische Petersilie
- 1 Esslöffel Olivenöl
- 1 Esslöffel Rotweinessig
- 1/2 Teelöffel getrockneter Oregano
- Salz und Pfeffer nach Geschmack
- Zerbröckelter Feta-Käse zum Garnieren (optional)

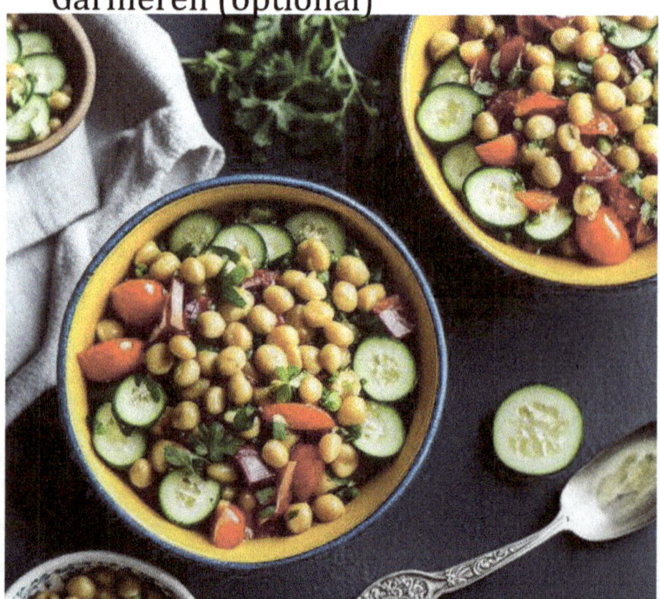

Anweisungen:

1. In einer großen Schüssel Kichererbsen, Gurkenwürfel, Paprikawürfel, halbierte Kirschtomaten, gewürfelte rote Zwiebeln und gehackte frische Petersilie vermischen.

2. In einer kleinen Schüssel Olivenöl, Rotweinessig, getrockneten Oregano, Salz und Pfeffer verrühren, um das Dressing herzustellen.

3. Das Dressing über den Kichererbsensalat träufeln.

4. Vorsichtig umrühren, um alle Zutaten gleichmäßig zu bedecken.

5. Nach Belieben mit zerbröckeltem Feta-Käse garnieren.

6. Sofort servieren oder zur späteren Verwendung im Kühlschrank aufbewahren.

7. Genießen Sie diesen mediterran inspirierten Kichererbsensalat als köstliche und nahrhafte Mahlzeit.

Griechisch Quinoa-Salat

Portion für 1 Person. Zubereitungszeit: 15 Minuten

Kalorien: 320 kcal Kohlenhydrate: 45 Gramm Ballaststoffe: 10 Gramm Protein: 12 Gramm Gesundes Fett: 12 Gramm

Zutaten:

- 1/2 Tasse gekochte Quinoa, abgekühlt
- 1/4 Tasse gewürfelte Gurke
- 1/4 Tasse halbierte Kirschtomaten
- 2 Esslöffel gewürfelte rote Zwiebel
- 2 Esslöffel geschnittene Kalamata-Oliven
- 2 Esslöffel zerbröckelter Feta-Käse
- 1 Esslöffel gehackte frische Petersilie
- 1 Esslöffel Olivenöl
- 1 Esslöffel Rotweinessig
- 1/2 Teelöffel getrockneter Oregano
- Salz und Pfeffer nach Geschmack
- Zitronenschnitze zum Servieren (optional)

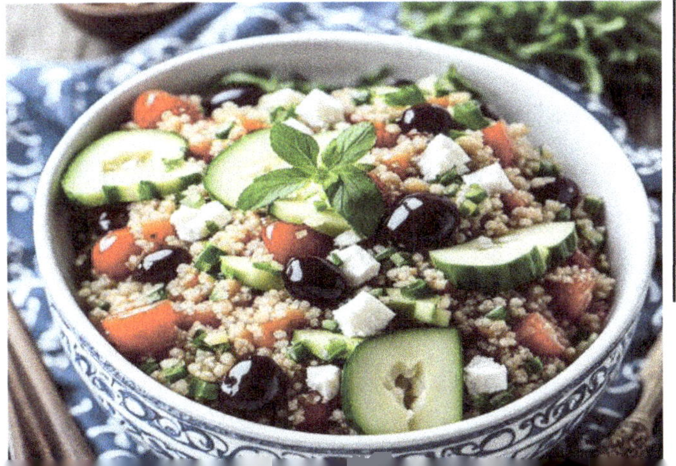

Anweisungen:

1. In einer großen Schüssel gekochte Quinoa, Gurkenwürfel, halbierte Kirschtomaten, gewürfelte rote Zwiebeln, geschnittene Kalamata-Oliven, zerbröckelten Feta-Käse und gehackte frische Petersilie vermischen.

2. In einer kleinen Schüssel Olivenöl, Rotweinessig, getrockneten Oregano, Salz und Pfeffer verrühren, um das Dressing herzustellen.

3. Das Dressing über den Quinoa-Salat träufeln.

4. Vorsichtig umrühren, um alle Zutaten gleichmäßig zu bedecken.

5. Den Salat in einer Schüssel servieren.

6. Nach Belieben mit Zitronenspalten garnieren.

7. Sofort servieren oder zur späteren Verwendung im Kühlschrank aufbewahren.

8. Genießen Sie diesen griechisch inspirierten Quinoa-Salat als erfrischende und nahrhafte Mahlzeit.

Spinat-Erdbeer-Salat mit Balsamico-Vinaigrette

Portion für 1 Person. Zubereitungszeit: 10 Minuten

Kalorien: 250 kcal Kohlenhydrate: 30 Gramm Ballaststoffe: 7 Gramm Protein: 5 Gramm Gesundes Fett: 15 Gramm

Zutaten:

- 2 Tassen frische Spinatblätter
- 1/2 Tasse geschnittene Erdbeeren
- 1/4 Tasse gehobelte Mandeln
- 1 Esslöffel zerbröckelter Feta-Käse
- 1 Esslöffel Olivenöl
- 1 Esslöffel Balsamico-Essig
- 1/2 Teelöffel Honig
- Salz und Pfeffer nach Geschmack

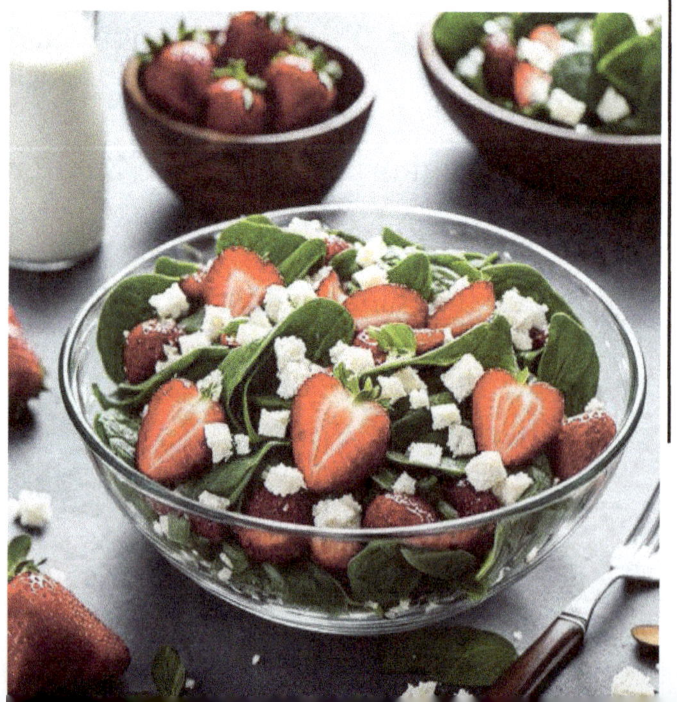

Anweisungen:

1. In einer großen Schüssel frische Spinatblätter, geschnittene Erdbeeren, geschnittene Mandeln und zerbröckelten Feta-Käse vermengen.

2. In einer kleinen Schüssel Olivenöl, Balsamico-Essig, Honig, Salz und Pfeffer verrühren, um das Dressing herzustellen.

3. Das Dressing über den Spinat-Erdbeer-Salat träufeln.

4. Vorsichtig umrühren, um alle Zutaten gleichmäßig zu bedecken.

5. Sofort servieren und diesen köstlichen Spinat-Erdbeer-Salat mit Balsamico-Vinaigrette genießen.

Thunfisch- und weißer Bohnensalat

Portion für 1 Person. Zubereitungszeit: 10 Minuten

Kalorien: 330 kcal Kohlenhydrate: 30 Gramm Ballaststoffe: 10 Gramm Protein: 25 Gramm Gesundes Fett: 15 Gramm

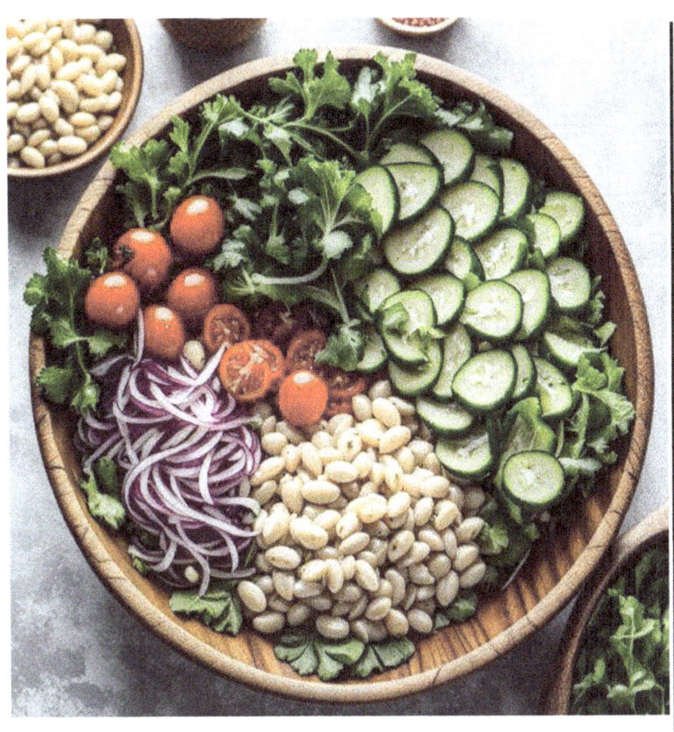

Zutaten:

- 1/2 Tasse weiße Bohnen aus der Dose, abgetropft und abgespült
- 1/2 Dose (ca. 3 Unzen) Thunfisch, abgetropft
- 1 Tasse gemischter Salat (Spinat, Rucola, Salat)
- 1/4 Tasse Kirschtomaten, halbiert
- 1/4 Tasse geschnittene Gurke
- 1 Esslöffel gehackte rote Zwiebel
- 1 Esslöffel gehackte frische Petersilie
- 1 Esslöffel Olivenöl
- 1 Esslöffel Rotweinessig
- Salz und Pfeffer nach Geschmack
- Zitronenspalten zum Servieren (optional)

Anweisungen:

1. In einer großen Schüssel weiße Bohnen, Thunfisch, gemischten Salat, Kirschtomaten, Gurkenscheiben, gehackte rote Zwiebeln und gehackte frische Petersilie vermischen.
2. In einer kleinen Schüssel Olivenöl, Rotweinessig, Salz und Pfeffer verrühren, um das Dressing herzustellen.
3. Das Dressing über den Thunfisch- und weißen Bohnensalat träufeln.
4. Vorsichtig umrühren, um alle Zutaten gleichmäßig zu bedecken.

5. Den Salat in einer Schüssel servieren.

6. Nach Belieben mit Zitronenspalten garnieren.

7. Sofort servieren und diesen proteinreichen und sättigenden Thunfisch- und weißen Bohnensalat genießen.

asiatischer Hähnchensalat

Portion für 1 Person. Zubereitungszeit: 15 Minuten

Kalorien: 300 kcal Kohlenhydrate: 20 Gramm Ballaststoffe: 5 Gramm Protein: 25 Gramm Gesundes Fett: 15 Gramm

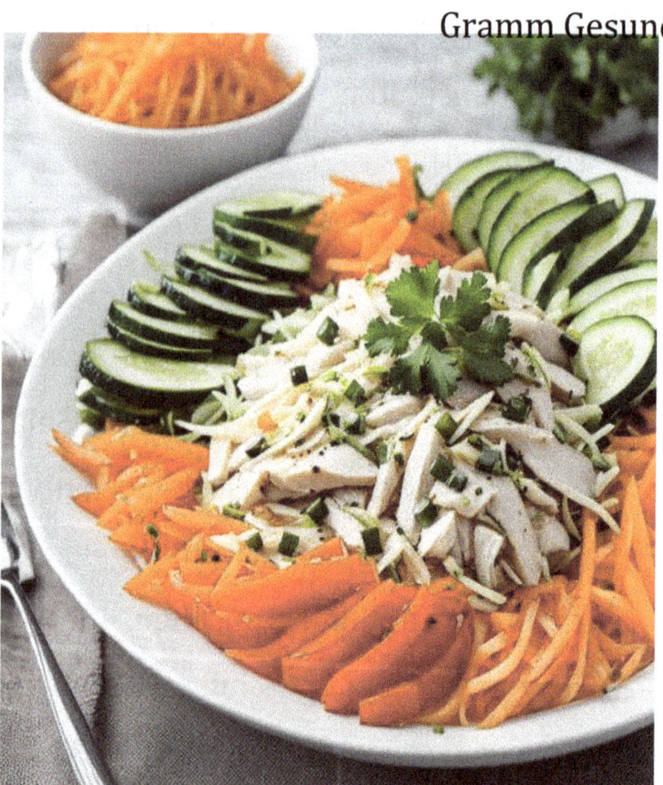

- 1/4 Tasse gewürfelte rote Paprika
- 1/4 Tasse geschnittene Gurke
- 2 Esslöffel gehackte Frühlingszwiebeln
- 1 Esslöffel gehackter Koriander
- 1 Esslöffel Sesamkörner
- 1 Esslöffel Olivenöl
- 1 Esslöffel natriumarme Sojasauce
- 1 Esslöffel Reisessig
- 1 Teelöffel Honig
- 1/2 Teelöffel geriebener Ingwer
- Salz und Pfeffer nach Geschmack

Zutaten:

- 4 Unzen. gegrillte Hähnchenbrust, in Scheiben geschnitten
- 2 Tassen geriebener Chinakohl
- 1/4 Tasse geraspelte Karotten

Anweisungen:

1. In einer großen Schüssel zerkleinerten Chinakohl, zerkleinerte Karotten, gewürfelte rote Paprika,

Gurkenscheiben, gehackte Frühlingszwiebeln und gehackten Koriander vermischen.

2. Den Salat mit geschnittener gegrillter Hähnchenbrust belegen.

3. In einer kleinen Schüssel Olivenöl, natriumarme Sojasauce, Reisessig, Honig, geriebenen Ingwer, Salz und Pfeffer verrühren, um das Dressing herzustellen.

4. Das Dressing über den asiatischen Hühnersalat träufeln.

5. Vorsichtig umrühren, um alle Zutaten gleichmäßig zu bedecken.

6. Sesamkörner über den Salat streuen.

7. Sofort servieren und diesen würzigen und nahrhaften asiatischen Hühnersalat genießen.

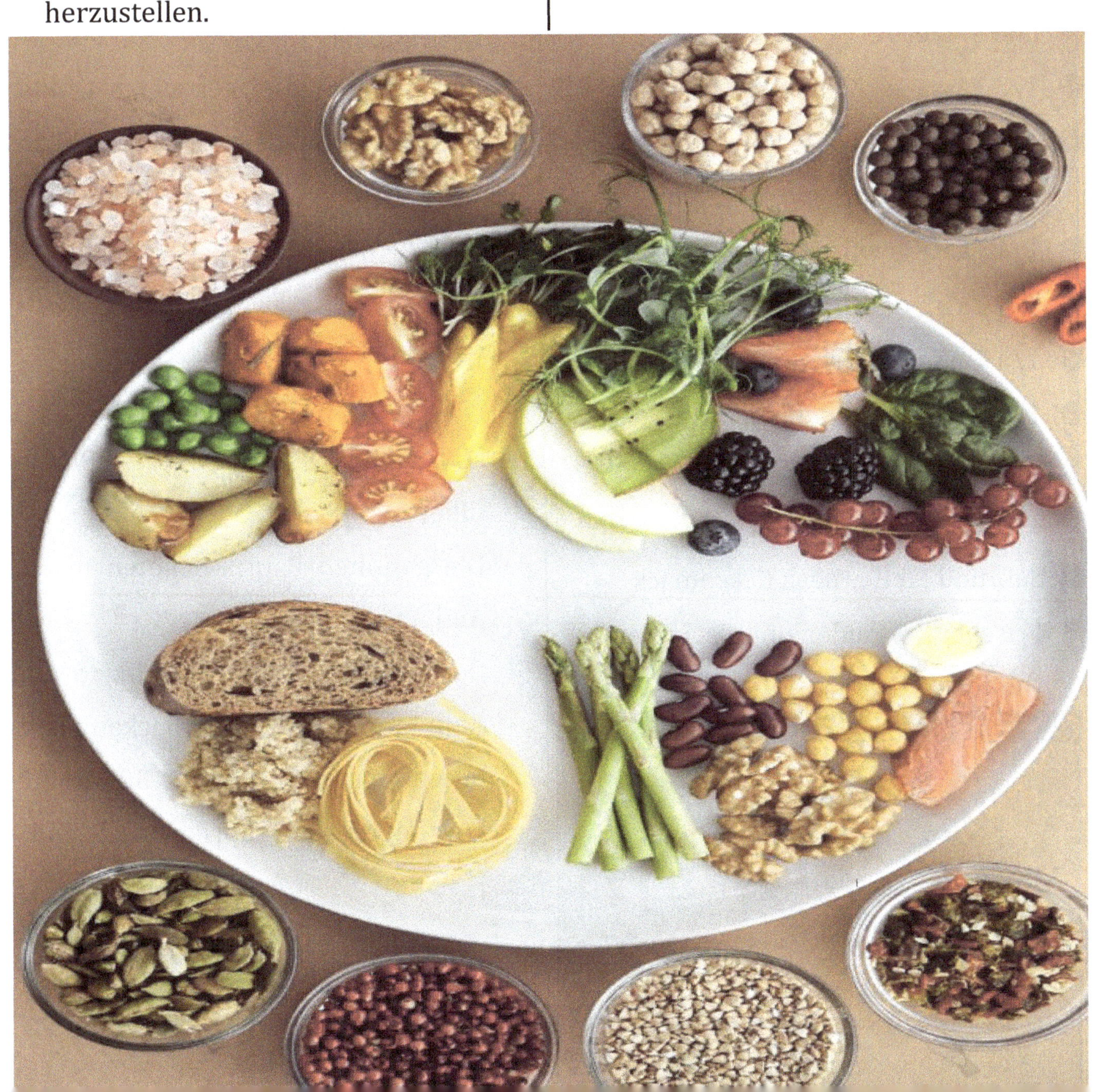

Vegetarische und vegane Auswahl

Mit Quinoa und schwarzen Bohnen gefüllte Paprika (vegan)

Portion für 1 Person. Zubereitungszeit: 20 Minuten. Kochzeit: 30 Minuten

---

Kalorien: 350 kcal Kohlenhydrate: 60 Gramm Ballaststoffe: 15 Gramm Protein: 15 Gramm Gesundes Fett: 5 Gramm

Zutaten:

- 1 Paprika (beliebige Farbe), halbiert und entkernt
- 1/2 Tasse gekochte Quinoa
- 1/4 Tasse schwarze Bohnen aus der Dose, abgetropft und abgespült
- 1/4 Tasse gewürfelte Tomaten
- 1/4 Tasse gewürfelte Zwiebel
- 1/4 Tasse gewürfelte Zucchini
- 1/4 Teelöffel gemahlener Kreuzkümmel
- 1/4 Teelöffel Chilipulver
- Salz und Pfeffer nach Geschmack
- Frischer Koriander zum Garnieren (optional)

Anweisungen:

1. Heizen Sie den Ofen auf 375 °F (190 °C) vor.
2. In einer Schüssel gekochtes Quinoa, schwarze Bohnen, Tomatenwürfel, Zwiebelwürfel, Zucchiniwürfel, gemahlenen Kreuzkümmel, Chilipulver, Salz und Pfeffer vermischen.
3. Jede Paprikahälfte mit der Mischung aus Quinoa und schwarzen Bohnen füllen.
4. Die gefüllten Paprikaschoten in eine Auflaufform geben.
5. Decken Sie die Auflaufform mit Aluminiumfolie ab und backen Sie sie im vorgeheizten Ofen 25–30 Minuten lang oder bis die Paprika weich sind.

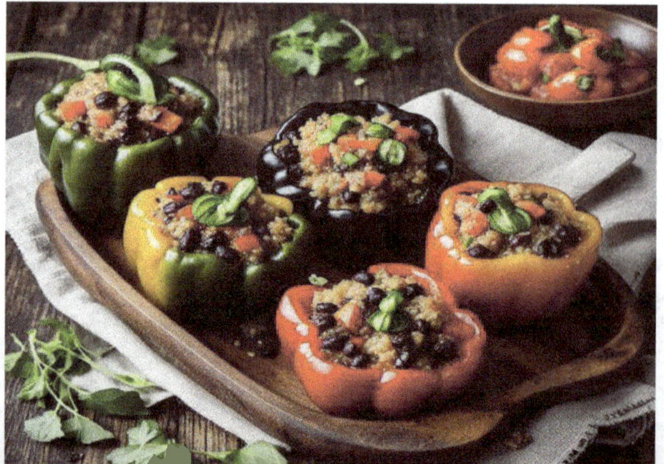

6. Die Folie entfernen und weitere 5 Minuten backen.

7. Nach Belieben mit frischem Koriander garnieren.

Kichererbsen-Gemüse-Pfanne (vegetarisch)

Portion für 1 Person. Zubereitungszeit: 15 Minuten. Kochzeit: 15 Minuten

---

Kalorien: 320 kcal Kohlenhydrate: 45 Gramm Ballaststoffe: 12 Gramm Protein: 15 Gramm Gesundes Fett: 10 Gramm

Zutaten:

- 1/2 Tasse gekochte Kichererbsen (aus der Dose oder selbstgemacht)
- 1/2 Tasse gemischtes Gemüse (wie Paprika, Brokkoli, Karotten)
- 1/4 Tasse gewürfelte Zwiebel
- 1 Knoblauchzehe, gehackt
- 1 Esslöffel Olivenöl
- 1 Esslöffel natriumarme Sojasauce
- 1 Esslöffel Reisessig
- 1/2 Teelöffel geriebener Ingwer
- 1/2 Teelöffel Sesamöl
- 1/4 Teelöffel rote Paprikaflocken (optional)
- Gekochter brauner Reis zum Servieren

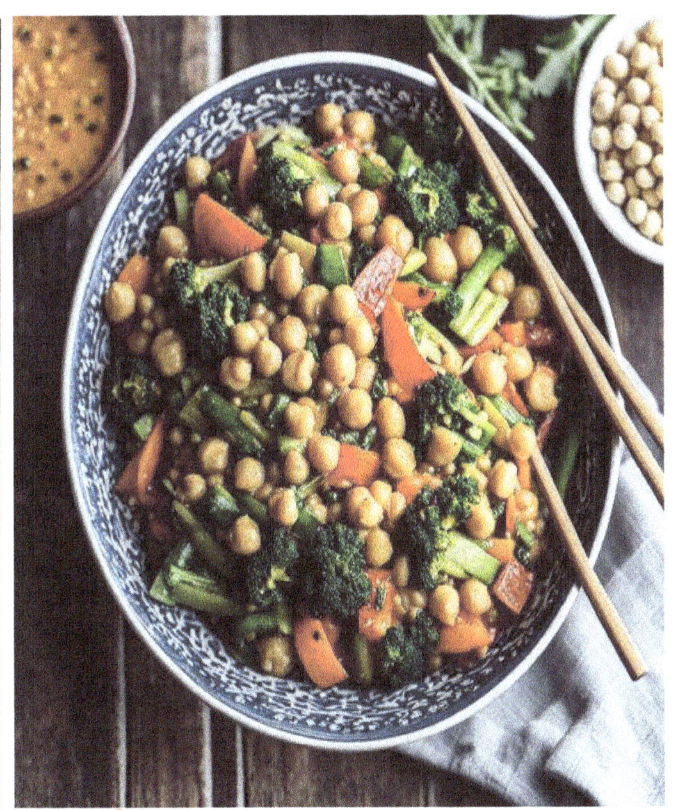

Anweisungen:

1. Olivenöl in einer großen Pfanne oder einem Wok bei mittlerer Hitze erhitzen.

2. Gewürfelte Zwiebeln und gehackten Knoblauch in die Pfanne geben. 2-3

Minuten kochen, bis es weich ist und duftet.

3. Gemischtes Gemüse in die Pfanne geben. 5–7 Minuten unter Rühren braten, bis das Gemüse zart-knusprig ist.

4. Gekochte Kichererbsen in die Pfanne geben. Umrühren und mit dem Gemüse vermischen.

5. In einer kleinen Schüssel natriumarme Sojasauce, Reisessig, geriebenen Ingwer, Sesamöl und rote Paprikaflocken (falls verwendet) verrühren.

6. Gießen Sie die Soße über die Kichererbsen-Gemüse-Mischung in der Pfanne. Gut umrühren, um alle Zutaten gleichmäßig zu bedecken.

7. Weitere 2-3 Minuten kochen lassen, bis die Soße leicht eingedickt ist.

8. Servieren Sie die Kichererbsen-Gemüse-Pfanne über gekochtem Naturreis.

9. Genießen Sie dieses schmackhafte und sättigende vegetarische Pfannengericht als nahrhafte Mahlzeit.

Linsen-Gemüse-Curry (vegan)

Portion für 1 Person. Zubereitungszeit: 15 Minuten. Kochzeit: 30 Minuten

Kalorien: 350 kcal Kohlenhydrate: 55 Gramm Ballaststoffe: 15 Gramm Protein: 18 Gramm Gesundes Fett: 8 Gramm

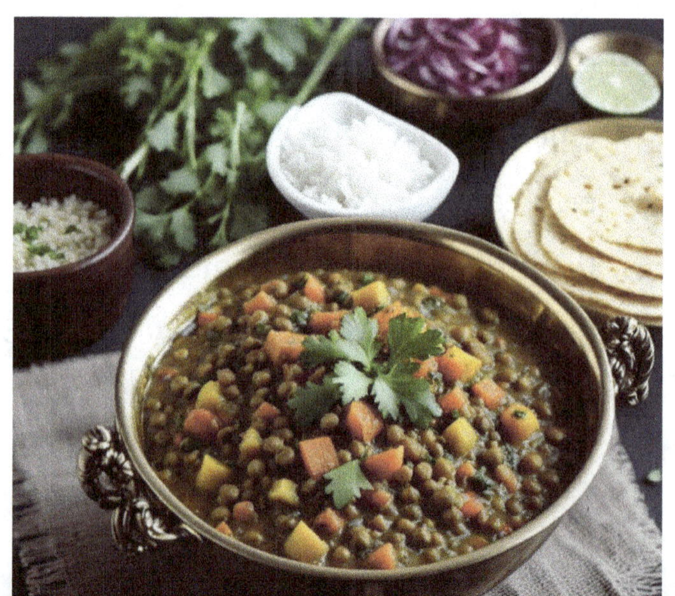

Zutaten:

- 1/2 Tasse trockene Linsen, abgespült
- 1 Tasse gewürfelte Tomaten
- 1/2 Tasse gewürfelte Zwiebel
- 1/2 Tasse gewürfelte Paprika (beliebige Farbe)

- 1/2 Tasse gewürfelte Zucchini
- 1 Knoblauchzehe, gehackt
- 1 Esslöffel Olivenöl
- 1 Esslöffel Currypulver
- 1/2 Teelöffel gemahlene Kurkuma
- 1/2 Teelöffel gemahlener Kreuzkümmel
- 1/4 Teelöffel rote Paprikaflocken (optional)
- Salz und Pfeffer nach Geschmack
- Frischer Koriander zum Garnieren (optional)

Anweisungen:

1. In einem großen Topf Olivenöl bei mittlerer Hitze erhitzen.
2. Gewürfelte Zwiebeln und gehackten Knoblauch in den Topf geben. 2-3 Minuten kochen, bis es weich ist und duftet.
3. Gewürfelte Tomaten, gewürfelte Paprika, gewürfelte Zucchini, Currypulver, gemahlene Kurkuma, gemahlener Kreuzkümmel, rote Paprikaflocken (falls verwendet), Salz und Pfeffer unterrühren.
4. Die abgespülten Linsen in den Topf geben und mit dem Gemüse und den Gewürzen verrühren.
5. So viel Wasser einfüllen, dass die Linsen und das Gemüse bedeckt sind.
6. Die Mischung zum Kochen bringen, dann die Hitze reduzieren und 25–30 Minuten köcheln lassen, oder bis die Linsen weich und das Curry eingedickt sind.
7. Abschmecken und bei Bedarf nachwürzen.
8. Heiß servieren, nach Wunsch mit frischem Koriander garniert.
9. Genießen Sie dieses herzhafte und würzige Linsen-Gemüse-Curry als sättigende Mahlzeit.

Geröstete Gemüse-Quinoa-Bowl (vegetarisch)

Portion für 1 Person. Zubereitungszeit: 20 Minuten. Kochzeit: 25 Minuten

---

Kalorien: 380 kcal Kohlenhydrate: 55 Gramm Ballaststoffe: 10 Gramm Protein: 15 Gramm Gesundes Fett: 12 Gramm

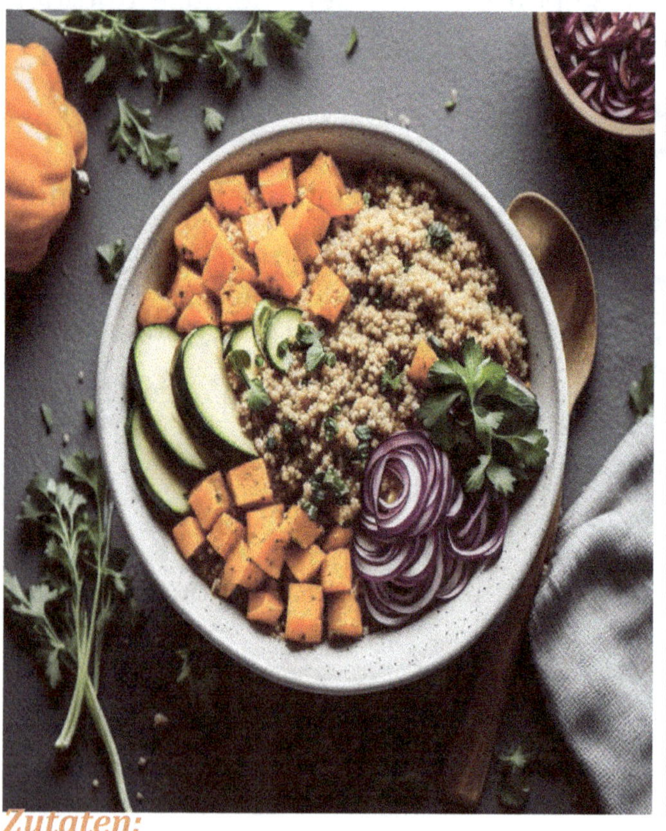

- 1/2 Teelöffel geräuchertes Paprikapulver
- 1/2 Teelöffel getrockneter Thymian
- Salz und Pfeffer nach Geschmack
- 1 Esslöffel Balsamico-Essig
- 1 Esslöffel gehackte frische Petersilie zum Garnieren (optional)

Anweisungen:

1. Heizen Sie den Ofen auf 400 °F (200 °C) vor.
2. In einer Schüssel gewürfelte Süßkartoffeln, gewürfelte Paprika, gewürfelte Zucchini und gewürfelte rote Zwiebeln mit Olivenöl, geräuchertem Paprika, getrocknetem Thymian, Salz und Pfeffer vermengen.
3. Das gewürzte Gemüse in einer Schicht auf einem mit Backpapier ausgelegten Backblech verteilen.

Zutaten:

- 1/2 Tasse gekochte Quinoa
- 1/2 Tasse gewürfelte Süßkartoffel
- 1/2 Tasse gewürfelte Paprika (beliebige Farbe)
- 1/2 Tasse gewürfelte Zucchini
- 1/4 Tasse gewürfelte rote Zwiebel
- 1 Esslöffel Olivenöl

4. Das Gemüse im vorgeheizten Ofen 20–25 Minuten rösten oder bis es zart und leicht gebräunt ist, dabei nach der Hälfte der Zeit umrühren.

5. In einer Servierschüssel gekochtes Quinoa und geröstetes Gemüse schichten.

6. Den Quinoa und das geröstete Gemüse mit Balsamico-Essig beträufeln.

7. Nach Belieben mit gehackter frischer Petersilie garnieren.

8. Warm servieren und genießen Sie diese köstliche und nahrhafte Quinoa-Bowl mit geröstetem Gemüse.

Tofu-Gemüse-Pfanne (vegan)

Portion für 1 Person. Zubereitungszeit: 15 Minuten. Kochzeit: 15 Minuten

---

Kalorien: 320 kcal Kohlenhydrate: 30 Gramm Ballaststoffe: 10 Gramm Protein: 15 Gramm Gesundes Fett: 15 Gramm

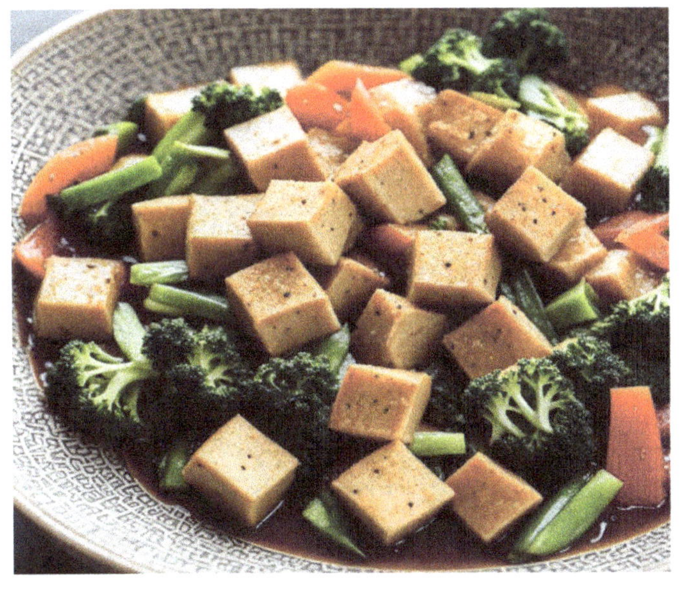

- 1/4 Tasse geschnittene Pilze
- 1/4 Tasse gewürfelte Zwiebel
- 1 Knoblauchzehe, gehackt
- 1 Esslöffel natriumarme Sojasauce
- 1 Esslöffel Reisessig
- 1 Teelöffel Sesamöl
- 1/2 Teelöffel geriebener Ingwer
- 1/2 Teelöffel Maisstärke mit 1 Esslöffel Wasser vermischt
- 1 Esslöffel Olivenöl
- Gekochter brauner Reis zum Servieren

Zutaten:

- 4 Unzen. fester Tofu, gewürfelt
- 1 Tasse gemischtes Gemüse (wie Brokkoli, Paprika, Zuckererbsen)

1. In einer großen Pfanne oder einem Wok Olivenöl bei mittlerer bis hoher Hitze erhitzen.

2. Gewürfelten Tofu in die Pfanne geben und ca. 5–7 Minuten von allen Seiten goldbraun braten. Tofu aus der Pfanne nehmen und beiseite stellen.

3. In dieselbe Pfanne geschnittene Pilze, gemischtes Gemüse, gewürfelte Zwiebeln und gehackten Knoblauch geben. 5–7 Minuten unter Rühren braten, bis das Gemüse zart-knusprig ist.

4. In einer kleinen Schüssel natriumarme Sojasauce, Reisessig, Sesamöl, geriebenen Ingwer und die Maisstärkemischung verrühren.

5. Den Tofu wieder in die Pfanne geben und die Soße über den Tofu und das Gemüse gießen.

6. Weitere 2-3 Minuten unter ständigem Rühren kochen, bis die Sauce eingedickt ist.

7. Servieren Sie die Tofu-Gemüse-Pfanne über gekochtem braunem Reis.

8. Genießen Sie diese geschmackvolle und proteinreiche vegane Pfanne als sättigende Mahlzeit.

Auberginen-Kichererbsen-Tajine (vegetarisch)

Portion für 1 Person. Zubereitungszeit: 20 Minuten. Kochzeit: 35 Minuten

---

Kalorien: 300 kcal Kohlenhydrate: 45 Gramm Ballaststoffe: 12 Gramm Protein: 10 Gramm Gesundes Fett: 8 Gramm

Zutaten:

- 1/2 Tasse Kichererbsen aus der Dose, abgetropft und abgespült
- 1/2 Aubergine, gewürfelt
- 1/2 Tasse gewürfelte Tomaten
- 1/4 Tasse gewürfelte Zwiebel
- 1/4 Tasse geschnittene Karotten
- 1/4 Tasse geschnittene Zucchini
- 1 Knoblauchzehe, gehackt
- 1 Esslöffel Olivenöl
- 1 Teelöffel gemahlener Kreuzkümmel
- 1/2 Teelöffel gemahlener Zimt

- 1/4 Teelöffel gemahlener Koriander
- 1/4 Teelöffel geräuchertes Paprikapulver
- Salz und Pfeffer nach Geschmack
- Gehackter frischer Koriander zum Garnieren (optional)

Anweisungen:

1. In einer großen Pfanne Olivenöl bei mittlerer Hitze erhitzen.
2. Gewürfelte Zwiebeln und gehackten Knoblauch in die Pfanne geben. 2-3 Minuten kochen, bis es weich ist und duftet.
3. Gewürfelte Auberginen, gewürfelte Tomaten, geschnittene Karotten, geschnittene Zucchini, gemahlener Kreuzkümmel, gemahlener Zimt, gemahlener Koriander, geräuchertes Paprikapulver, Salz und Pfeffer unterrühren.
4. Kichererbsen aus der Dose in die Pfanne geben und mit dem Gemüse und den Gewürzen vermischen.
5. So viel Wasser einfüllen, dass das Gemüse und die Kichererbsen bedeckt sind.
6. Bringen Sie die Mischung zum Kochen, reduzieren Sie dann die Hitze auf eine niedrige Stufe und lassen Sie sie 25–30 Minuten lang köcheln, oder bis das Gemüse weich und die Soße eingedickt ist.
7. Abschmecken und bei Bedarf nachwürzen.
8. Heiß servieren, nach Wunsch mit gehacktem frischem Koriander garniert.
9. Genießen Sie diese aromatische und herzhafte Auberginen-Kichererbsen-Tajine als köstliche Mahlzeit.

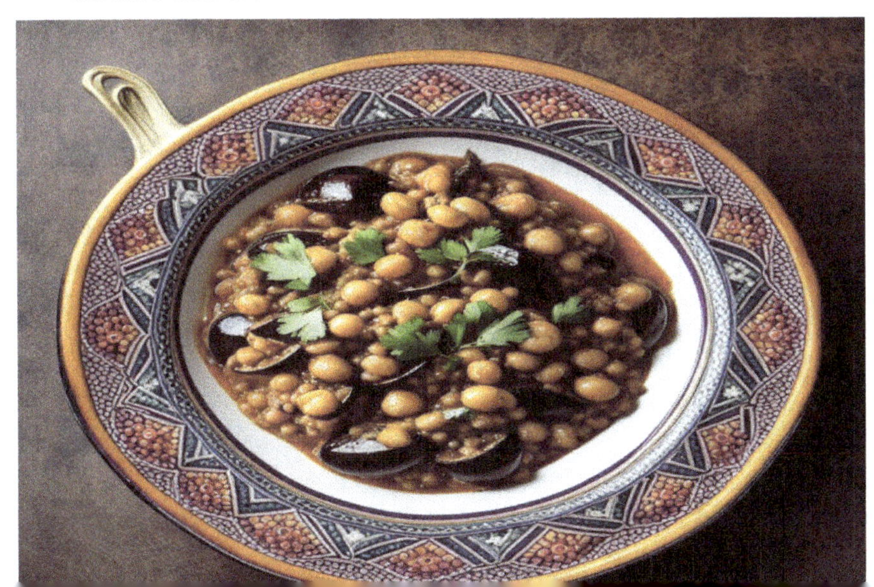

Mediterraner Quinoa-Salat (vegetarisch)

Portion für 1 Person. Zubereitungszeit: 15 Minuten

Kalorien: 320 kcal Kohlenhydrate: 45 Gramm Ballaststoffe: 10 Gramm Protein: 10 Gramm Gesundes Fett: 12 Gramm

Zutaten:

- 1/2 Tasse gekochte Quinoa, abgekühlt
- 1/4 Tasse gewürfelte Gurke
- 1/4 Tasse halbierte Kirschtomaten
- 2 Esslöffel gewürfelte rote Zwiebel
- 2 Esslöffel geschnittene Kalamata-Oliven
- 2 Esslöffel zerbröckelter Feta-Käse
- 1 Esslöffel gehackte frische Petersilie
- 1 Esslöffel Olivenöl
- 1 Esslöffel Rotweinessig
- Salz und Pfeffer nach Geschmack
- Zitronenschnitze zum Servieren (optional)

Anweisungen:

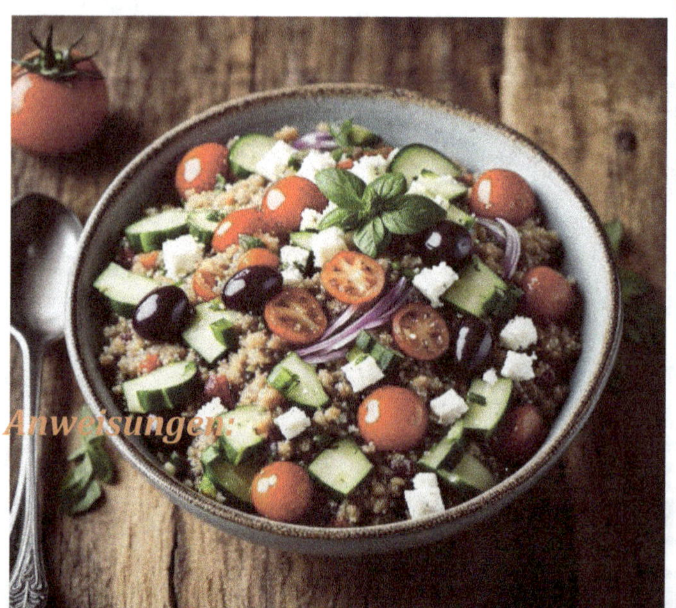

1. In einer großen Schüssel gekochte Quinoa, Gurkenwürfel, halbierte Kirschtomaten, gewürfelte rote Zwiebeln, geschnittene Kalamata-Oliven, zerbröckelten Feta-Käse und gehackte frische Petersilie vermischen.

2. In einer kleinen Schüssel Olivenöl, Rotweinessig, Salz und Pfeffer verrühren, um das Dressing herzustellen.

3. Das Dressing über den Quinoa-Salat träufeln.

4. Vorsichtig umrühren, um alle Zutaten gleichmäßig zu bedecken.

5. Den Salat in einer Schüssel servieren.

6. Nach Belieben mit Zitronenspalten garnieren.

7. Sofort servieren oder zur späteren Verwendung im Kühlschrank aufbewahren.

Tofu-Gemüse-Curry (vegan)

Portion für 1 Person. Zubereitungszeit: 15 Minuten. Kochzeit: 30 Minuten

---

Kalorien: 350 kcal Kohlenhydrate: 45 Gramm Ballaststoffe: 15 Gramm Protein: 18 Gramm Gesundes Fett: 8 Gramm

Zutaten:

- 1/2 Tasse trockene Linsen, abgespült
- 1 Tasse gewürfelte Tomaten
- 1/2 Tasse gewürfelte Zwiebel
- 1/2 Tasse gewürfelte Paprika (beliebige Farbe)
- 1/2 Tasse gewürfelte Zucchini
- 1 Knoblauchzehe, gehackt
- 1 Esslöffel Olivenöl
- 1 Esslöffel Currypulver
- 1/2 Teelöffel gemahlene Kurkuma
- 1/2 Teelöffel gemahlener Kreuzkümmel
- 1/4 Teelöffel rote Paprikaflocken (optional)
- Salz und Pfeffer nach Geschmack
- Frischer Koriander zum Garnieren (optional)

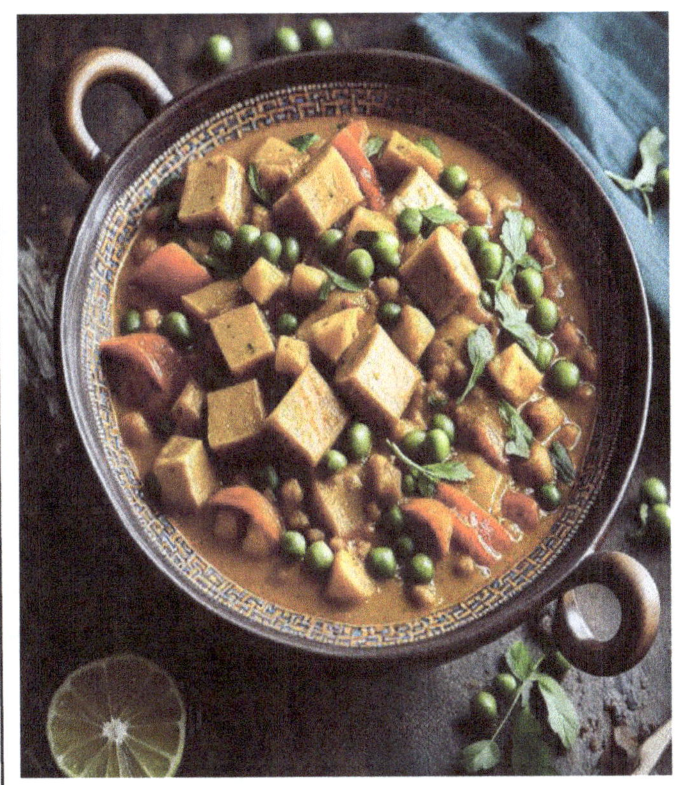

Anweisungen:

1. In einem großen Topf Olivenöl bei mittlerer Hitze erhitzen.

2. Gewürfelte Zwiebeln und gehackten Knoblauch in den Topf geben. 2-3 Minuten kochen, bis es weich ist und duftet.

3. Gewürfelte Tomaten, gewürfelte Paprika, gewürfelte Zucchini, Currypulver, gemahlene Kurkuma, gemahlener Kreuzkümmel, rote Paprikaflocken (falls verwendet), Salz und Pfeffer unterrühren.

4. Die abgespülten Linsen in den Topf geben und mit dem Gemüse und den Gewürzen verrühren.

5. So viel Wasser einfüllen, dass die Linsen und das Gemüse bedeckt sind.

6. Die Mischung zum Kochen bringen, dann die Hitze reduzieren und 25–30 Minuten köcheln lassen, oder bis die Linsen weich und das Curry eingedickt sind.

7. Abschmecken und bei Bedarf nachwürzen.

8. Heiß servieren, auf Wunsch mit frischem Koriander garniert.

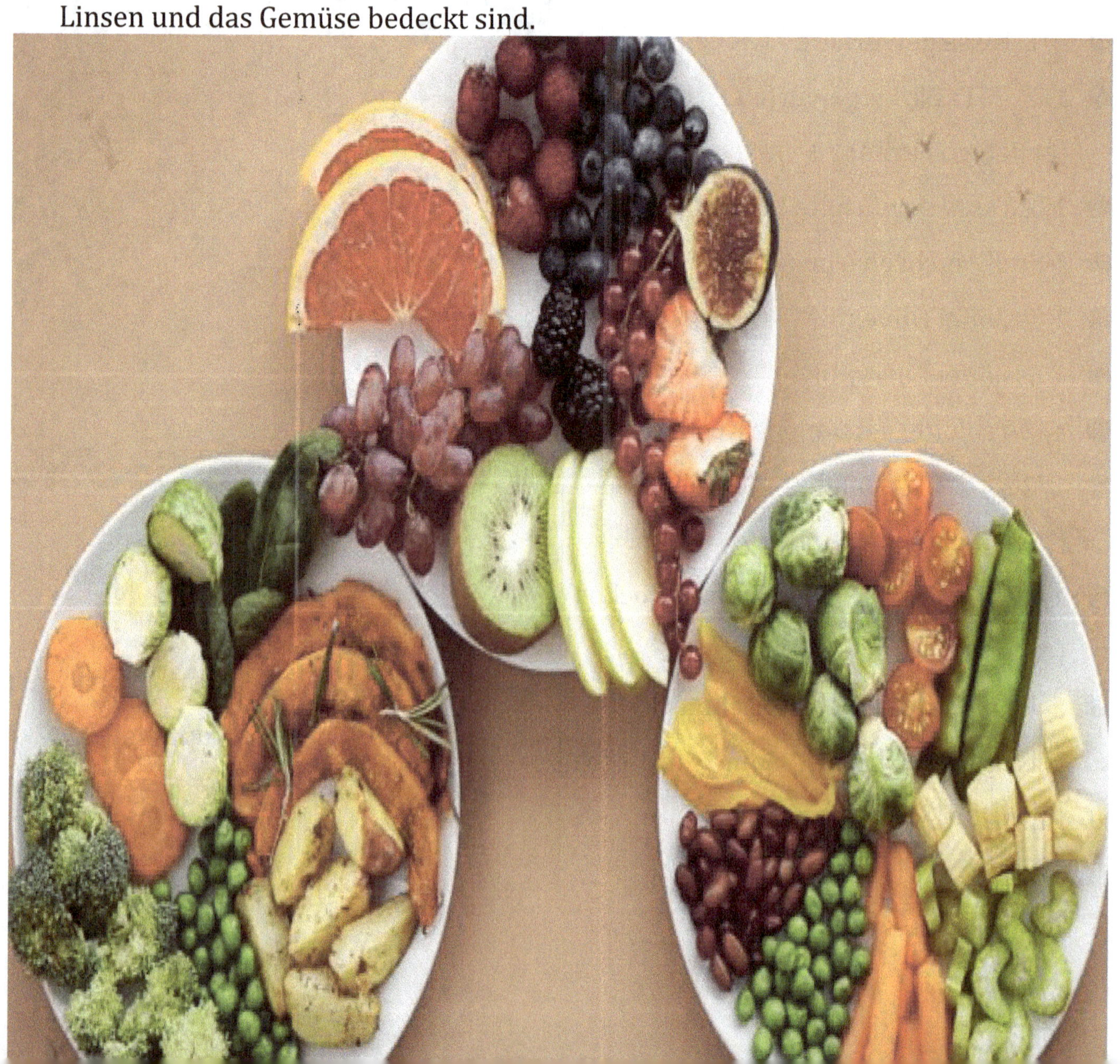

IDEEN FÜR NIERENSICHERE SNACKS

Avocado- und Hüttenkäse-Reiskuchen

Portion für 1 Person. Zubereitungszeit: 5 Minuten

Kalorien: 200 kcal Kohlenhydrate: 15 Gramm Ballaststoffe: 4 Gramm Protein: 10 Gramm Gesundes Fett: 12 Gramm

Zutaten:

- 2 Reiskuchen (wählen Sie, wenn verfügbar, natriumarmes)
- 1/4 reife Avocado, püriert
- 2 Esslöffel fettarmer Hüttenkäse
- Salz und Pfeffer nach Geschmack
- Optionale Toppings: Gurkenscheiben, Kirschtomaten oder eine Prise Sesam

Anweisungen:

1. Das Avocadopüree gleichmäßig auf den Reiskuchen verteilen.
2. Belegen Sie jeden Reiskuchen mit einem Esslöffel fettarmem Hüttenkäse.
3. Mit Salz und Pfeffer abschmecken.
4. Fügen Sie nach Wunsch Gurkenscheiben, Kirschtomaten oder eine Prise Sesam hinzu, um zusätzlichen Geschmack und Textur zu erhalten.
5. Sofort servieren und diesen nierensicheren und diabetesfreundlichen Snack genießen!

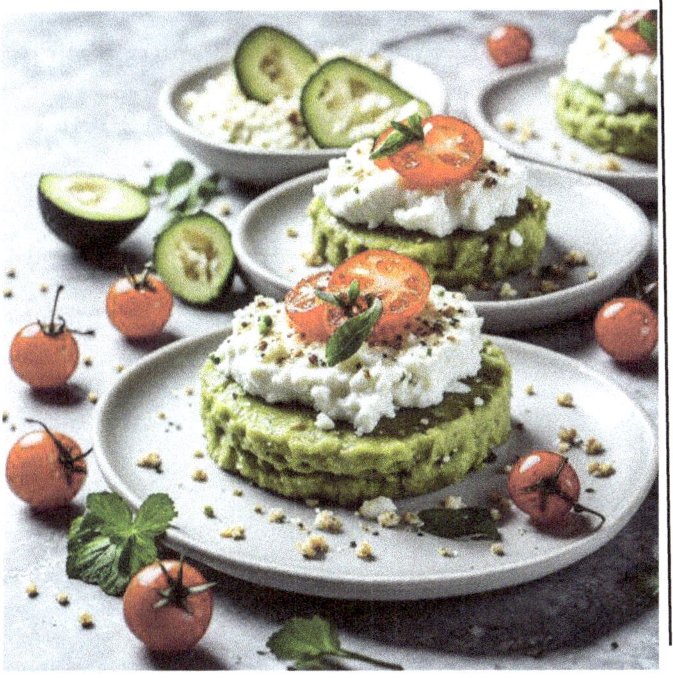

Mandelbutter und Apfelscheiben

Portion für 1 Person. Zubereitungszeit: 5 Minuten

Kalorien: 180 kcal Kohlenhydrate: 15 Gramm Ballaststoffe: 3 Gramm Protein: 5 Gramm Gesundes Fett: 10 Gramm

Zutaten:

- 1 mittelgroßer Apfel, in Scheiben geschnitten
- 1 Esslöffel Mandelbutter (wählen Sie ungesüßte und ohne Salzzusatz)

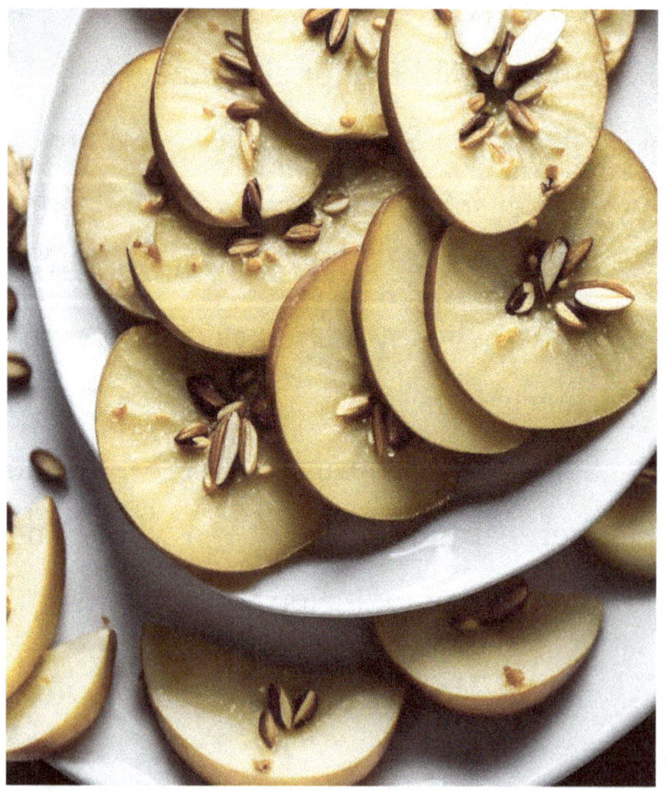

Anweisungen:

1. Den Apfel waschen und in dünne Scheiben schneiden.
2. Jede Apfelscheibe mit Mandelbutter bestreichen.
3. Die Apfelscheiben auf einem Teller anrichten oder in einer Schüssel servieren.
4. Wenn gewünscht, für zusätzlichen Geschmack Zimt darüber streuen.
5. Sofort servieren und diesen nierensicheren und diabetesfreundlichen Snack genießen!

Griechisches Joghurtparfait mit Beeren

Portion für 1 Person. Zubereitungszeit: 5 Minuten

Kalorien: 180 kcal Kohlenhydrate: 20 Gramm Ballaststoffe: 4 Gramm Protein: 15 Gramm Gesundes Fett: 6 Gramm

Zutaten:

- 1/2 Tasse griechischer Naturjoghurt (wählen Sie fettarm oder fettfrei)
- 1/4 Tasse gemischte Beeren (wie Erdbeeren, Blaubeeren, Himbeeren)
- 1 Esslöffel gehackte Nüsse (z. B. Mandeln, Walnüsse)
- 1 Teelöffel Honig oder Ahornsirup (optional)

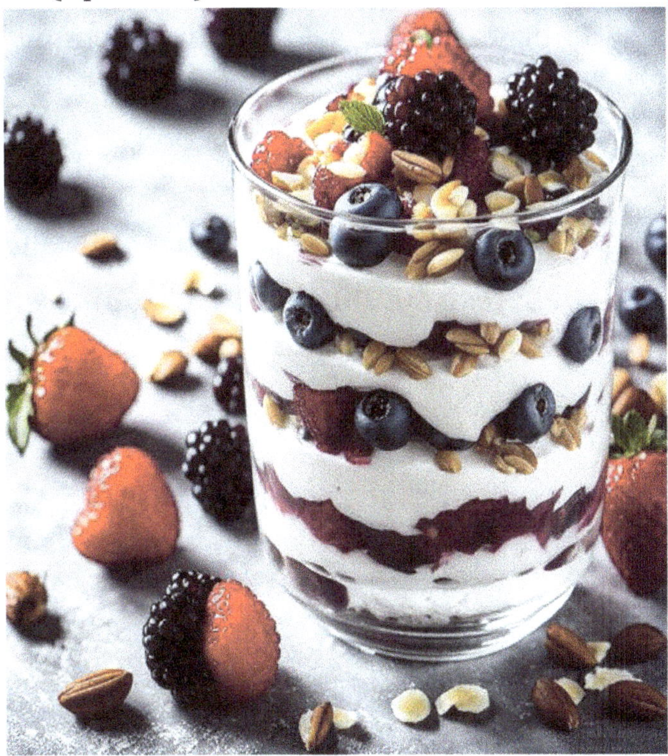

Anweisungen:

1. In einer kleinen Schüssel oder einem Glas griechischen Naturjoghurt mit gemischten Beeren schichten.
2. Gehackte Nüsse über den Joghurt und die Beeren streuen.
3. Für noch mehr Süße können Sie das Parfait nach Belieben mit Honig oder Ahornsirup beträufeln.
4. Sofort servieren und diesen nierensicheren und diabetesfreundlichen Snack genießen!

Gurken-Hummus-Häppchen

Portion für 1 Person. Zubereitungszeit: 10 Minuten

Kalorien: 150 kcal Kohlenhydrate: 15 Gramm Ballaststoffe: 4 Gramm Protein: 5 Gramm Gesundes Fett: 8 Gramm

Zutaten:

- 1 kleine Gurke, in Scheiben geschnitten
- 2 Esslöffel Hummus (falls verfügbar wählen Sie natriumarmen Hummus)
- 1 Esslöffel gehackte frische Petersilie oder Koriander
- Optionaler Belag: geschnittene Kirschtomaten, Oliven oder eine Prise Paprika

Anweisungen:

1. Gurkenscheiben auf einem Teller anrichten.
2. Auf jede Gurkenscheibe einen kleinen Klecks Hummus geben.
3. Streuen Sie gehackte frische Petersilie oder Koriander über den Hummus.
4. Fügen Sie nach Wunsch geschnittene Kirschtomaten, Oliven oder eine Prise Paprika für zusätzlichen Geschmack hinzu.
5. Sofort servieren und diesen nierensicheren und diabetesfreundlichen Snack genießen!

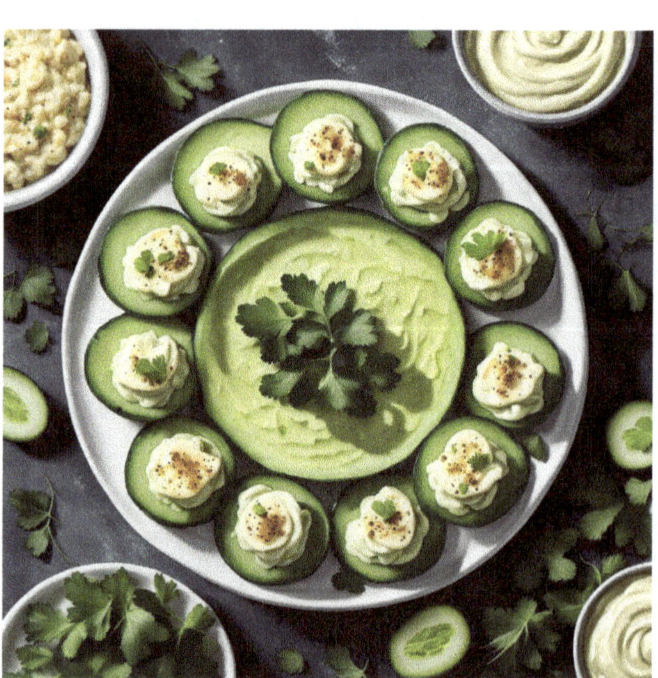

Gemüsesticks mit Joghurtdip

Portion für 1 Person. Zubereitungszeit: 10 Minuten

Kalorien: 120 kcal Kohlenhydrate: 15 Gramm Ballaststoffe: 4 Gramm Protein: 8 Gramm Gesundes Fett: 4 Gramm

Zutaten:

- 1 kleine Karotte, in Stifte geschnitten
- 1 kleine Gurke, in Stifte geschnitten
- 1 Stange Sellerie, in Stifte geschnitten
- 1/4 Tasse griechischer Naturjoghurt (wählen Sie fettarm oder fettfrei)
- 1/2 Teelöffel Zitronensaft
- 1/4 Teelöffel Knoblauchpulver
- Salz und Pfeffer nach Geschmack
- Frische Petersilie zum Garnieren (optional)

Anweisungen:

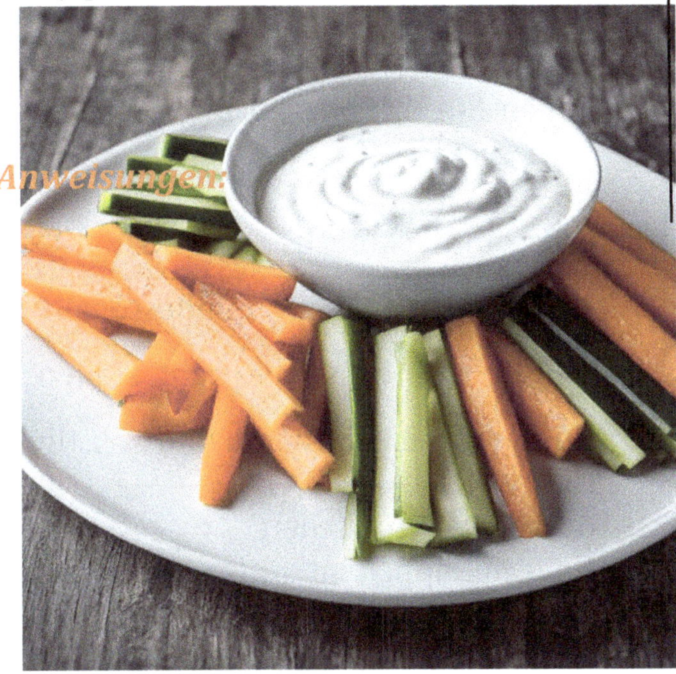

1. Karottenstifte, Gurkenstifte und Selleriestifte auf einem Teller anrichten.
2. In einer kleinen Schüssel griechischen Naturjoghurt, Zitronensaft, Knoblauchpulver, Salz und Pfeffer vermischen, um den Dip zuzubereiten.
3. Geben Sie den Joghurt-Dip in eine kleine Servierschüssel und legen Sie ihn neben die Gemüsesticks.
4. Nach Belieben mit frischer Petersilie garnieren.
5. Sofort servieren und diesen nierensicheren und diabetesfreundlichen Snack genießen!

Energiehäppchen mit Mandeln und Datteln

Portion für 1 Person. Zubereitungszeit: 15 Minuten

Kalorien: 150 kcal Kohlenhydrate: 15 Gramm Ballaststoffe: 3 Gramm Protein: 5 Gramm Gesundes Fett: 8 Gramm

Zutaten:

- 1/4 Tasse Mandeln
- 3 entkernte Datteln
- 1 Esslöffel ungesüßte Kokosraspeln
- 1 Esslöffel Mandelbutter (wählen Sie ungesüßte und ohne Salzzusatz)
- 1/2 Teelöffel Zimt
- Optionale Toppings: Kakaopulver, gehackte Nüsse oder Kokosraspeln zum Rollen

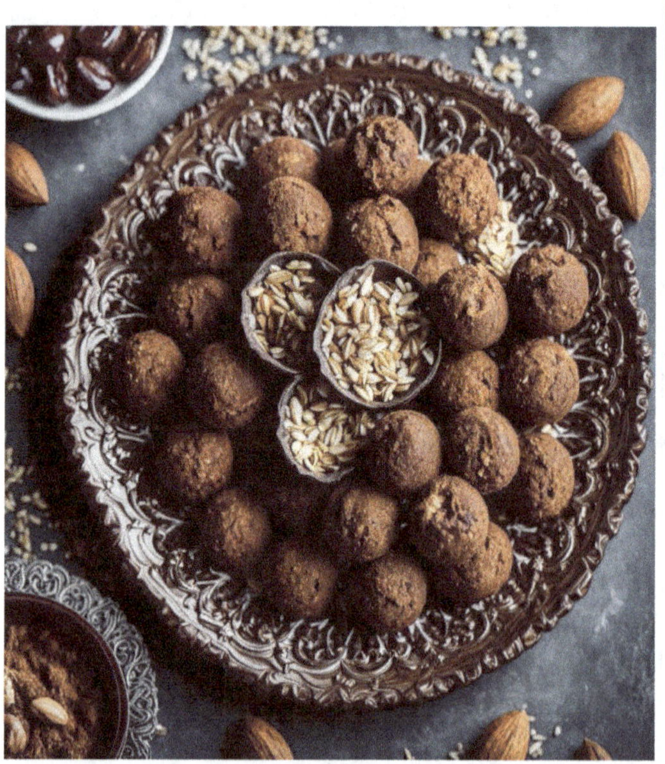

Anweisungen:

1. In einer Küchenmaschine Mandeln, entsteinte Datteln, Kokosraspeln, Mandelbutter und Zimt vermischen.

2. Pulsieren, bis die Mischung eine teigartige Konsistenz bildet.

3. Rollen Sie die Mischung mit Ihren Händen zu kleinen Kugeln.

4. Wenn Sie möchten, können Sie die Energy Bites in Kakaopulver, gehackten Nüssen oder Kokosraspeln wälzen, um zusätzlichen Geschmack und eine bessere Textur zu erhalten.

5. Legen Sie die Energy Bites auf einen mit Backpapier ausgelegten Teller oder ein Backblech.

6. Zum Festwerden mindestens 30 Minuten in den Kühlschrank stellen.

7. Kühl servieren und diese nierensicheren und diabetesfreundlichen Energiehäppchen als nahrhaften Snack genießen!

ZUCKERFREIE DESSERTS

Zuckerfreier Chiasamen-Pudding

Für 1 Person servieren. Zubereitungszeit: 5 Minuten. Abkühlzeit: 4 Stunden oder über Nacht

---

Kalorien: 200 kcal Kohlenhydrate: 15 Gramm Ballaststoffe: 10 Gramm Protein: 5 Gramm Gesundes Fett: 12 Gramm

Zutaten:

- 2 Esslöffel Chiasamen
- 1/2 Tasse ungesüßte Mandelmilch (oder eine beliebige Milch Ihrer Wahl)
- 1/4 Teelöffel Vanilleextrakt
- Stevia oder Erythrit nach Geschmack (optional)
- Frische Beeren oder geschnittene Früchte zum Garnieren (optional)

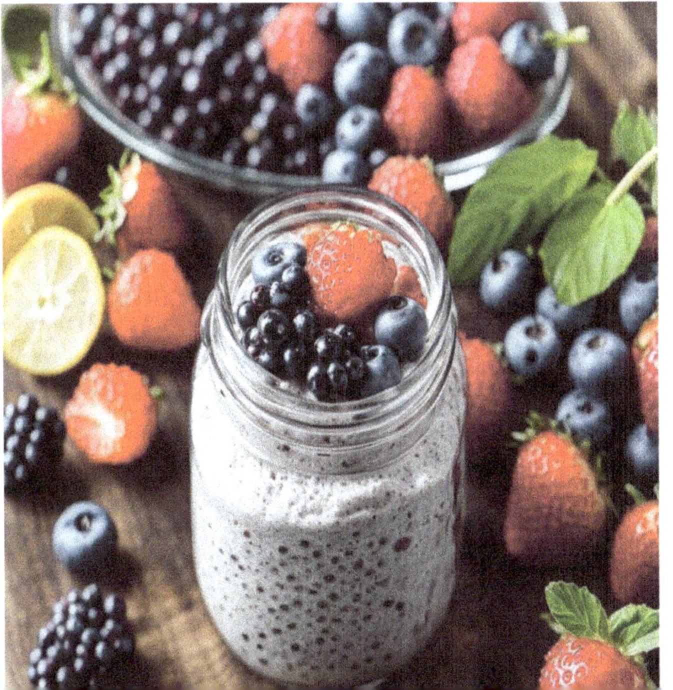

Anweisungen:

1. In einer kleinen Schüssel oder einem Glas Chiasamen, ungesüßte Mandelmilch, Vanilleextrakt und nach Wunsch Stevia oder Erythrit vermischen.
2. Gut umrühren, um sicherzustellen, dass die Chiasamen gleichmäßig verteilt sind.
3. Decken Sie die Schüssel oder das Glas ab und stellen Sie es mindestens 4 Stunden oder über Nacht in den Kühlschrank, damit die Chiasamen die Flüssigkeit aufnehmen und eindicken können.
4. Sobald der Pudding fest geworden ist, rühren Sie ihn gut um.

5. Gekühlt servieren und nach Belieben mit frischen Beeren oder geschnittenen Früchten belegen.

6. Genießen Sie diesen zuckerfreien Chiasamen-Pudding als Nachtisch ohne schlechtes Gewissen!

Zuckerfreie Bratäpfel

Für 1 Person servieren. Zubereitungszeit: 10 Minuten. Backzeit: 25 Minuten

Kalorien: 150 kcal Kohlenhydrate: 30 Gramm Ballaststoffe: 5 Gramm Protein: 2 Gramm Gesundes Fett: 3 Gramm

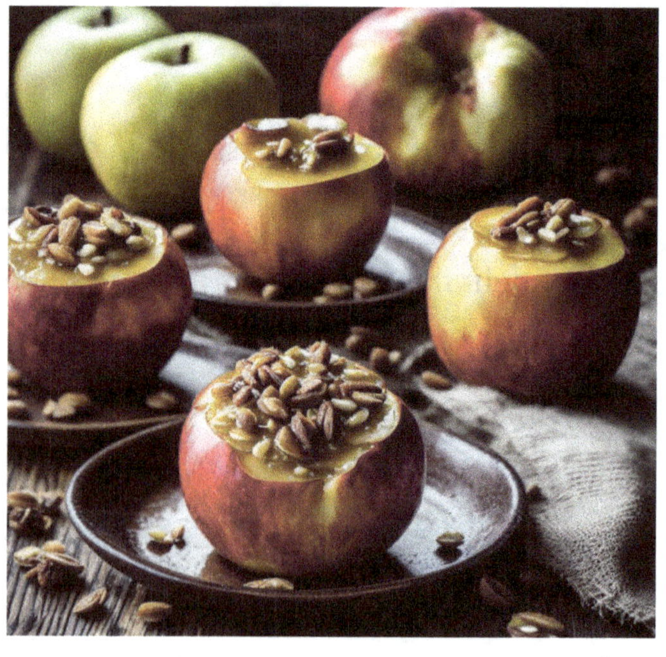

- Stevia oder Erythrit nach Geschmack (optional)
- Gehackte Nüsse oder Samen zum Garnieren (optional)
- Griechischer Joghurt oder Schlagsahne zum Servieren (optional)

Anweisungen:

1. Heizen Sie den Ofen auf 350 °F (175 °C) vor.

2. In einer kleinen Schüssel ungesüßtes Apfelmus, gemahlenen Zimt, gemahlene Muskatnuss, Vanilleextrakt und nach Wunsch Stevia oder Erythrit vermischen.

3. Legen Sie die Apfelhälften mit der Schnittfläche nach oben in eine Auflaufform.

Zutaten:

- 1 mittelgroßer Apfel, entkernt und halbiert
- 1 Esslöffel ungesüßtes Apfelmus
- 1/2 Teelöffel gemahlener Zimt
- 1/4 Teelöffel gemahlene Muskatnuss
- 1/4 Teelöffel Vanilleextrakt

4. Die Apfelmusmischung gleichmäßig über die Apfelhälften verteilen.

5. Die Auflaufform mit Alufolie abdecken und im vorgeheizten Backofen 20 Minuten backen.

6. Entfernen Sie die Folie und backen Sie sie weitere 5 Minuten lang oder bis die Äpfel weich sind.

7. Die zuckerfreien Bratäpfel warm servieren, nach Wunsch mit gehackten Nüssen oder Kernen garnieren.

8. Optional mit einem Klecks griechischem Joghurt oder Schlagsahne für zusätzlichen Genuss servieren.

Zuckerfreier Erdnussbutter-Schokoladen-Chia-Pudding

Für 1 Person servieren. Zubereitungszeit: 5 Minuten. Abkühlzeit: 4 Stunden oder über Nacht

---

Kalorien: 250 kcal Kohlenhydrate: 15 Gramm Ballaststoffe: 10 Gramm Protein: 8 Gramm Gesundes Fett: 18 Gramm

Zutaten:

- 2 Esslöffel Chiasamen
- 1/2 Tasse ungesüßte Mandelmilch (oder eine beliebige Milch Ihrer Wahl)
- 1 Esslöffel ungesüßtes Kakaopulver
- 1 Esslöffel zuckerfreie Erdnussbutter
- Stevia oder Erythrit nach Geschmack (optional)
- Gehackte Erdnüsse oder dunkle Schokoladenspäne zum Garnieren (optional)

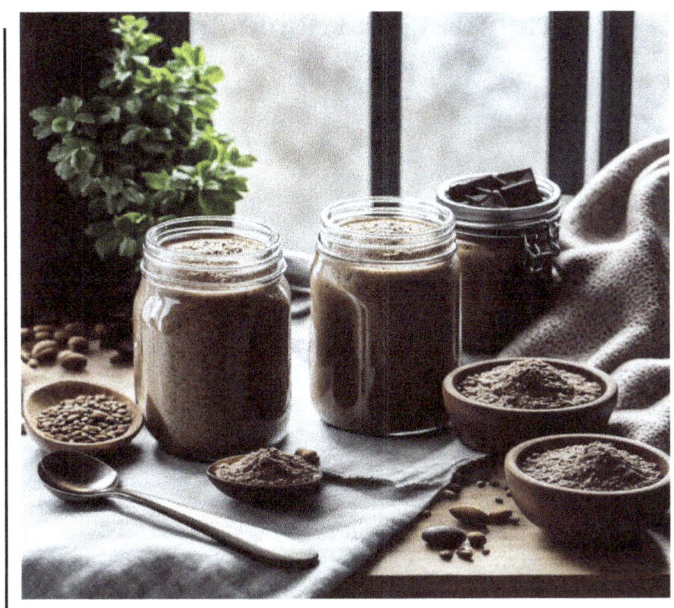

Anweisungen:

1. In einer kleinen Schüssel oder einem Glas Chiasamen, ungesüßte

Mandelmilch, Kakaopulver, zuckerfreie Erdnussbutter und nach Wunsch Stevia oder Erythrit vermischen.

2. Gut umrühren, um sicherzustellen, dass die Zutaten gleichmäßig vermischt sind.

3. Decken Sie die Schüssel oder das Glas ab und stellen Sie es mindestens 4 Stunden oder über Nacht in den Kühlschrank, damit die Chiasamen die Flüssigkeit aufnehmen und eindicken können.

4. Sobald der Pudding fest geworden ist, rühren Sie ihn gut um.

5. Gekühlt servieren und nach Belieben mit gehackten Erdnüssen oder dunklen Schokoladenraspeln belegen.

6. Genießen Sie diesen köstlichen zuckerfreien Erdnussbutter-Schokoladen-Chia-Pudding als Nachtisch ohne schlechtes Gewissen!

Zuckerfreies Kokos-Mango-Eis am Stiel

Für 1 Person servieren. Zubereitungszeit: 10 Minuten. Gefrierzeit: 4–6 Stunden

Kalorien: 120 kcal Kohlenhydrate: 20 Gramm Ballaststoffe: 4 Gramm Protein: 1 Gramm Gesundes Fett: 4 Gramm

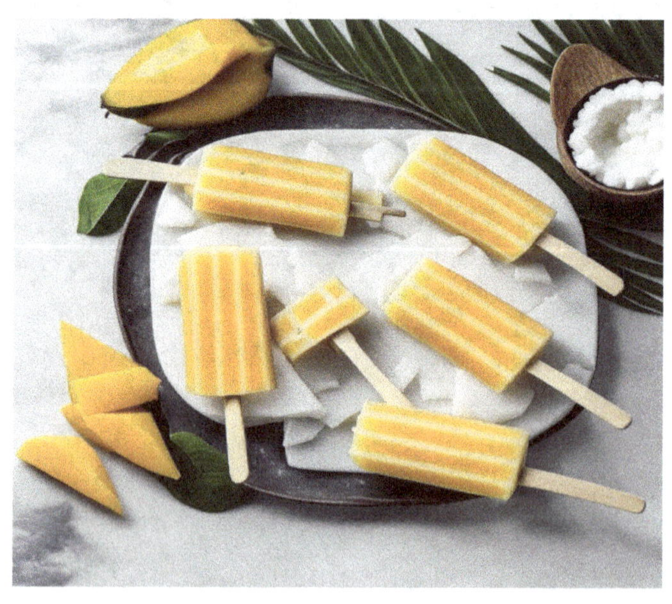

Zutaten:

- 1/2 Tasse gehackte reife Mango
- 1/4 Tasse ungesüßte Kokosmilch
- 1 Esslöffel ungesüßte Kokosraspeln
- Stevia oder Erythrit nach Geschmack (optional)

Anweisungen:

1. In einem Mixer gehackte reife Mango, ungesüßte Kokosmilch und nach

Wunsch Stevia oder Erythrit vermischen.

2. Mischen, bis alles glatt und gut vermischt ist.

3. Ungesüßte Kokosraspeln unterrühren.

4. Gießen Sie die Mischung in Eis am Stiel-Formen.

5. Eisstiele in die Formen stecken.

6. 4-6 Stunden lang einfrieren, oder bis das Eis am Stiel vollständig gefroren ist.

7. Sobald das Eis am Stiel gefroren ist, nehmen Sie es aus den Formen und servieren es sofort.

8. Genießen Sie diese erfrischenden und tropisch zuckerfreien Kokos-Mango-Eis am Stiel als köstliches Dessert oder Snack!

Zuckerfreies Beeren-Joghurt-Parfait

Portion für 1 Person. Zubereitungszeit: 5 Minuten

Kalorien: 180 kcal Kohlenhydrate: 20 Gramm Ballaststoffe: 5 Gramm Protein: 10 Gramm Gesundes Fett: 6 Gramm

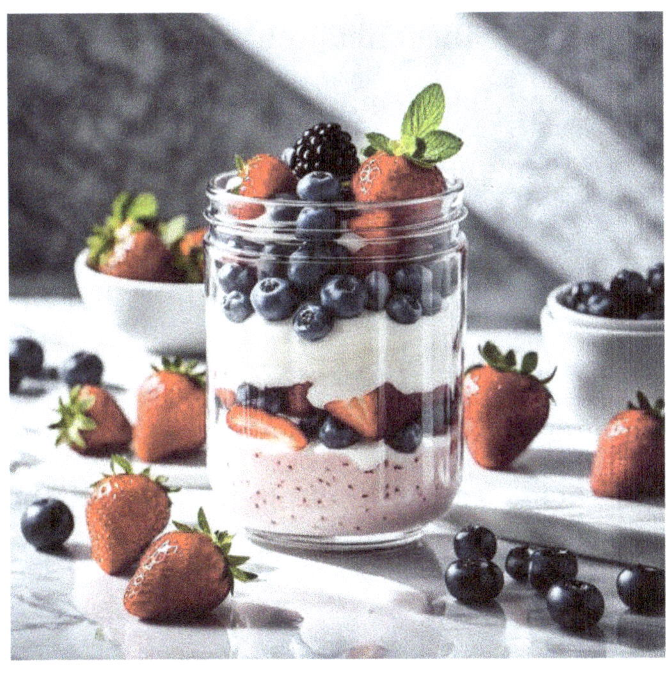

Zutaten:

- 1/2 Tasse griechischer Naturjoghurt (wählen Sie fettarm oder fettfrei)
- 1/4 Tasse gemischte Beeren (wie Erdbeeren, Blaubeeren, Himbeeren)
- 1 Esslöffel gehackte Nüsse (z. B. Mandeln, Walnüsse)
- 1 Teelöffel zuckerfreier Süßstoff (Stevia oder Erythrit), optional

Anweisungen:

1. In einer kleinen Schüssel oder einem Glas griechischen Naturjoghurt mit gemischten Beeren schichten.

2. Gehackte Nüsse über den Joghurt und die Beeren streuen.

3. Fügen Sie optional einen Teelöffel zuckerfreien Süßstoff für zusätzliche Süße hinzu, falls gewünscht.

4. Servieren Sie es sofort und genießen Sie dieses zuckerfreie Beeren-Joghurt-Parfait als Nachtisch oder Snack ohne schlechtes Gewissen!

Zuckerfreie gebackene Birnen mit Zimt

Für 1 Person servieren. Zubereitungszeit: 10 Minuten. Backzeit: 25 Minuten

---

Kalorien: 120 kcal Kohlenhydrate: 30 Gramm Ballaststoffe: 5 Gramm Protein: 1 Gramm Gesundes Fett: 0 Gramm

Zutaten:

- 1 mittelgroße Birne, halbiert und entkernt
- 1/2 Teelöffel gemahlener Zimt
- 1 Teelöffel zuckerfreier Süßstoff (Stevia oder Erythrit), optional
- Frischer Zitronensaft zum Beträufeln

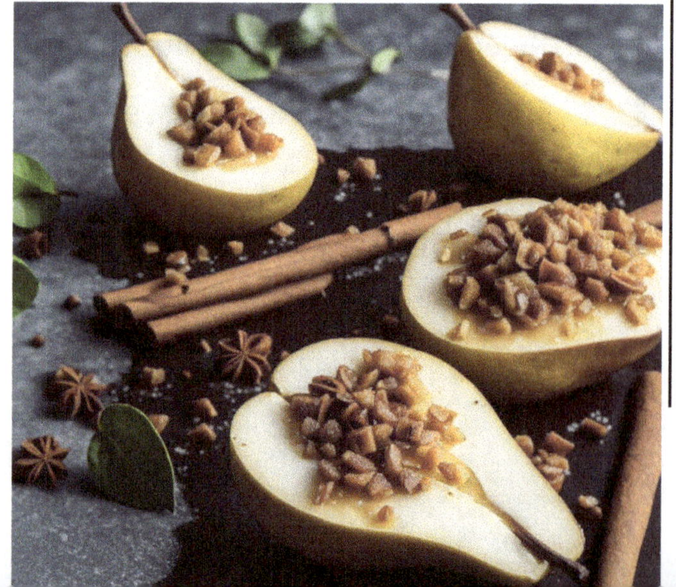

Anweisungen:

1. Heizen Sie den Ofen auf 375 °F (190 °C) vor.

2. Die Birnenhälften mit der Schnittfläche nach oben auf ein mit Backpapier ausgelegtes Backblech legen.

3. Streuen Sie gemahlenen Zimt über die Birnenhälften.

4. Fügen Sie optional einen Teelöffel zuckerfreien Süßstoff für zusätzliche Süße hinzu, falls gewünscht.

5. Frischen Zitronensaft über die Birnen träufeln.

6. Im vorgeheizten Ofen 20–25 Minuten backen oder bis die Birnen weich und leicht karamellisiert sind.

7. Aus dem Ofen nehmen und vor dem Servieren etwas abkühlen lassen.

8. Genießen Sie diese warmen und wohltuenden, zuckerfreien gebackenen Birnen mit Zimt als köstliche und gesunde Dessertoption!

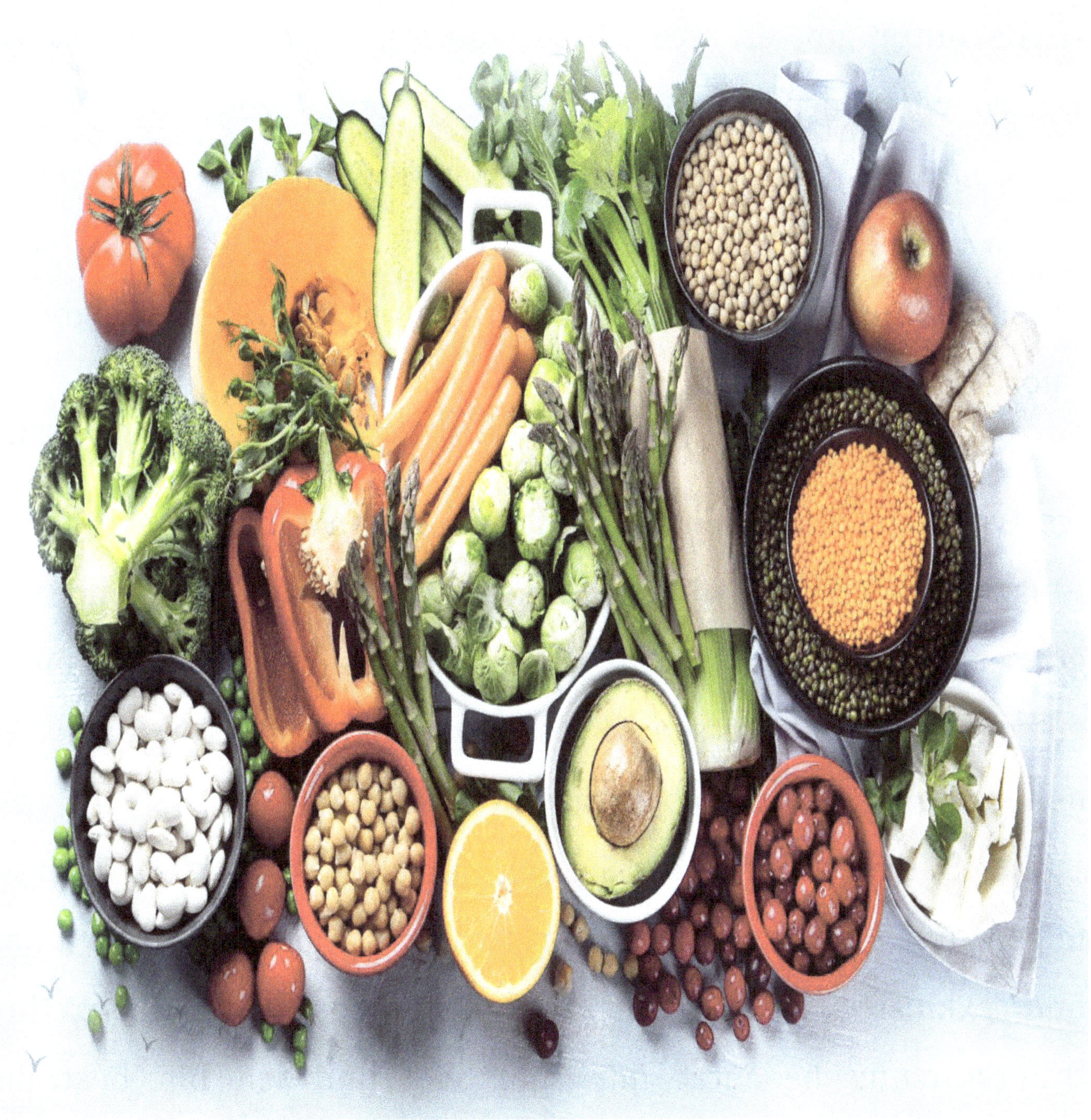

Ich möchte Ihnen meinen tiefsten Dank dafür aussprechen, dass Sie sich die Zeit genommen haben, das „Kochbuch für CKD Stadium 3 und Diabetes Typ 2" zu erkunden. Ihr Interesse an diesem Buch bedeutet mir sehr viel und ich fühle mich wirklich geehrt, die Gelegenheit zu haben, diese Ressource mit Ihnen zu teilen.

Als Autor gibt es nichts Wertvolleres, als das Feedback von Lesern wie Ihnen zu hören. Ihre ehrlichen Rezensionen liefern nicht nur unschätzbare Einblicke darüber, wie dieses Buch Ihr Leben beeinflusst hat, sondern helfen auch anderen potenziellen Lesern, fundierte Entscheidungen darüber zu treffen, ob dieses Buch das Richtige für sie ist.

Wenn Sie das „CKD Stage 3 and Diabetes Type 2 Cookbook" für wertvoll gehalten haben, würde ich Sie bitten, eine Bewertung auf Amazon abzugeben? Ihre Gedanken und Meinungen sind von großer Bedeutung, und Ihre Rezension könnte einen entscheidenden Unterschied dabei machen, anderen dabei zu helfen, die Vorteile dieses Buches zu entdecken.

Darüber hinaus lade ich Sie ein, mir als Autor auf Amazon zu folgen, um über zukünftige Veröffentlichungen, Sonderaktionen und exklusive Inhalte auf dem Laufenden zu bleiben. Ihre Unterstützung bedeutet mir sehr viel und ich bin bestrebt, weiterhin wertvolle Ressourcen bereitzustellen, um Sie auf Ihrem Weg zu optimaler Gesundheit und Wohlbefinden zu unterstützen.

Nochmals vielen Dank von ganzem Herzen für Ihre Unterstützung und dafür, dass Sie Teil dieser Community sind. Lassen Sie uns gemeinsam weiterhin einander auf unserem Weg zum Wohlbefinden inspirieren und stärken.

Scannen Sie diesen QR-Code mit Ihrer Kamera oder besuchen Sie amazon.com und suchen Sie nach dem Autorennamen „Lori J. Garcia".

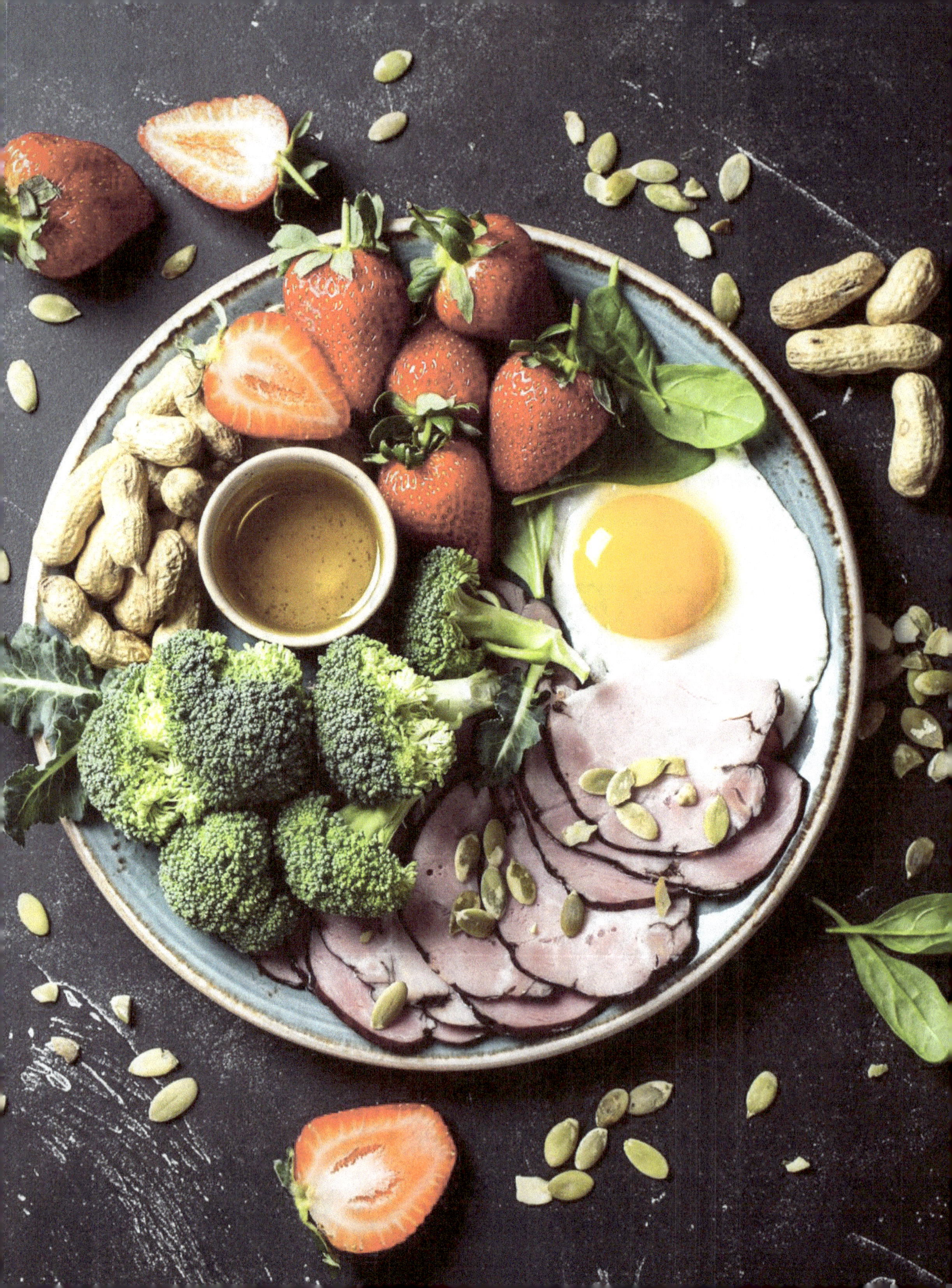